Monthly Book

Medical Rehabilitation

編集企画にあたって………

今回の特集では，認知症の人と家族の生活の質(QOL)の維持・向上のための様々な考え方とアプローチについて，多くの実践家から論考を提供していただいた．まず，認知症の人との対話において求められる姿勢や，本人が意思決定能力を有することを前提にすることの大切さ，ライフイベントの意味や価値について取り上げることの重要性，そして病識に含まれる様々な要素や，受容におけるいくつかの段階などについて論じた．続いて社会的役割の獲得に関して，情緒的調整，ネガティブバイアス，エラーレスラーニング，非言語的コミュニケーション，多様性のある役割といった観点が重要であることを論じていただいた．続いて，自分のする活動の意味や価値を言語化することが難しくなっている認知症の人の，活動の質の評価への試みが紹介された．活動中の様子を観察することで，活動からどのような影響を受けているか，そして周囲にどのような影響を与えているかを評価しようとしたものである．続いて，認知症の人の心理的ニーズを満たしウェルビーイングを高めるために，Occupation(携わること)に着目し，良い活動に参加することの重要性と，活動の質の高め方について論じていただいた．続いて，視空間認知機能や注意機能に多少なりとも支障が生じる軽度認知障害の人の自動車運転の支援について論じていただき，リスクの説明や指導についての解説や，免許返納や補償運転を視野に入れたリスクコミュニケーションを用いた指導にも言及していただいた．続いて，認知症の人において低下しがちな自己効力感を高める４つのアプローチ，すなわち達成体験，言語的説得，代理体験，情動的喚起について解説していただいた．続いて，意思表明ができなくなった認知症の人への支援において，最後の姿によってそれまでの対応を推し量る，または最後の姿を具体的にイメージし，そこから逆算して現在の対応の是非を判断するといった視点を持つことの重要性を指摘していただいた．続いて，認知症の人の在宅生活のリアルからみた認知症の人の生活の質について，生活環境に着目して，地域の有志が取り組んでいる医療や福祉の枠を超えた社会的支援を紹介していただいた．これは今後認知症の人と家族のための一体的支援として推奨されるものと思われる．最後に，介護保険事業者によって行っている人材育成の経験を紹介していただいた．当該の事業者は周囲と協働のうえで認知症ケアを実践できる介護職員の教育と育成を目指して行っているという．認知症に関する視点を増やすこと，ケアを実践するための行動計画立案に力を入れた研修を紹介していただいた．執筆者の勤務先は，教育機関，医療機関，事業所など様々であり，専門職も作業療法士，言語聴覚士，看護師，医師など様々であるが，ここで提供された視点や観点は，いずれも現場の実践に直結し有効であると考えられる．明日からの現場の活動に役立つことを願ってやまない．

2022 年 3 月
繁田雅弘
竹原　敦

Key Words Index

和　文

欧　文

Writers File

ライターズファイル（50 音順）

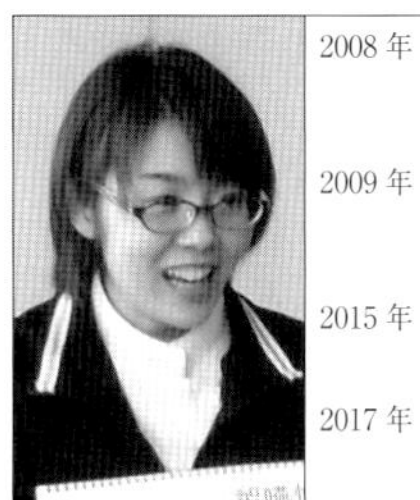

芦田　彩
（あしだ　あや）

- 2008 年　東京医薬専門学校夜間部言語聴覚士学科卒業
  老人保健施設ウェルケア新吉田
- 2009 年　医療法人社団輝生会初台リハビリテーション病院／在宅リハビリテーションセンター成城
- 2015 年　株式会社ツクイ　世田谷上祖師谷デイサービス
- 2017 年　同社本社サービス管理部サービス品質課，スペシャリスト

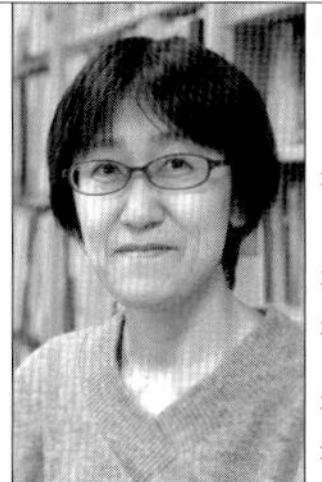

白井はる奈
（しらい　はるな）

- 1997 年　京都大学医療技術短期大学部作業療法学科卒業
  大阪府済生会中津病院リハビリテーション技術科，作業療法士
- 2002 年　広島大学医学部保健学科作業療法学科卒業
  同大学大学院保健学研究科，助手
- 2004 年　同大学大学院保健学研究科博士課程前期修了
- 2006 年　京都大学医学部附属病院デイ・ケア診療部，作業療法士
- 2007 年　同大学大学院医学研究科，助教
- 2010 年　佛教大学保健医療技術学部作業療法学科，講師
- 2011 年　広島大学博士（保健学）
- 2013 年　佛教大学保健医療技術学部作業療法学科，准教授

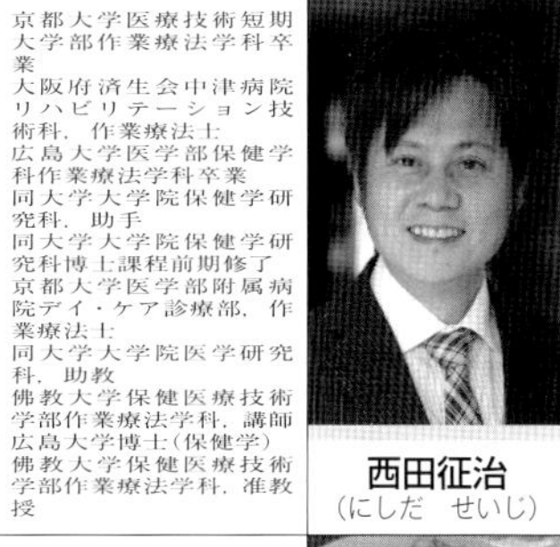

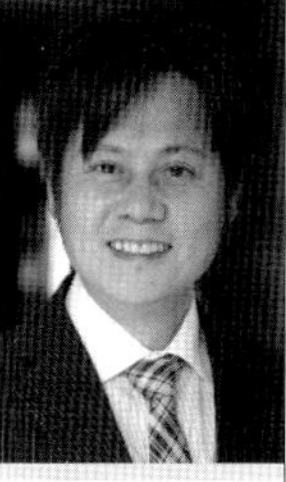

西田征治
（にしだ　せいじ）

- 1991 年　労働福祉事業団九州リハビリテーション大学校卒業
  九州労災病院リハビリテーション科
- 1996 年　北九州大学法学部卒業（法学士）
- 2002 年　国際医療福祉大学大学院修了（保健医療学修士）
- 2004 年　広島県立保健福祉大学作業療法学科，助手
- 2007 年　県立広島大学保健福祉学部作業療法学科，講師
- 2011 年　広島大学大学院修了（保健学博士）
- 2013 年　県立広島大学大学院総合学術研究科，准教授
- 2018 年　同，教授

内門大丈
（うちかど　ひろたけ）

- 1996 年　横浜市立大学医学部卒業
- 1998 年　伊豆逓信病院精神科
- 2000 年　横浜市立大学大学院（精神医学専攻）
- 2004 年～06 年　Department of Neuroscience, Mayo Clinic Jacksonville へ研究留学
- 2006 年　医療法人積愛会横浜舞岡病院精神科
- 2008 年　横浜南共済病院神経科，部長
- 2011 年　湘南いなほクリニック，院長
- 2012 年　横浜市立大学医学部，臨床准教授
- 2022 年　医療法人社団彰耀会メモリーケアクリニック湘南，理事長・院長

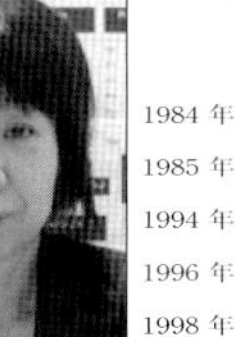

鈴木みずえ
（すずき　みずえ）

- 1982 年　藤田学園保健衛生大学（藤田医科大学）衛生学部卒業
  藤田学園大学病院，看護師
- 1984 年　浜松医療センター，看護師
- 1985 年　静岡県厚生連看護専門学校，専任教員
- 1994 年　筑波大学大学院医科学研究科修士課程修了
- 1996 年　筑波大学大学院医学研究科修了
- 1998 年　浜松医科大学，助教授
- 2001 年　三重県立看護大学，教授
- 2005 年　同大学，地域交流研究センター長（兼任）
- 2008 年　浜松医科大学地域看護学講座，教授
- 2016 年　同大学臨床看護学講座，教授

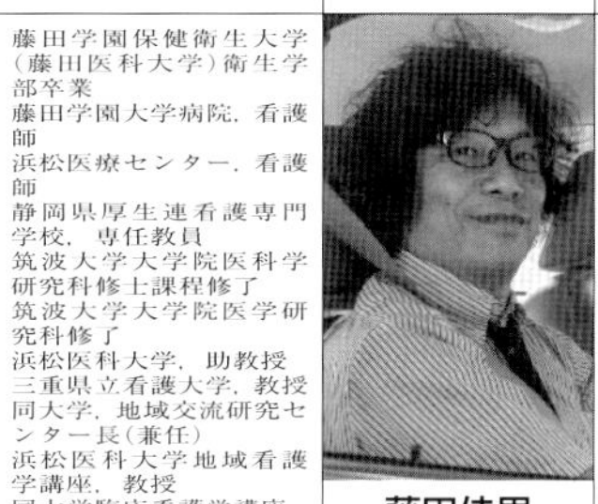

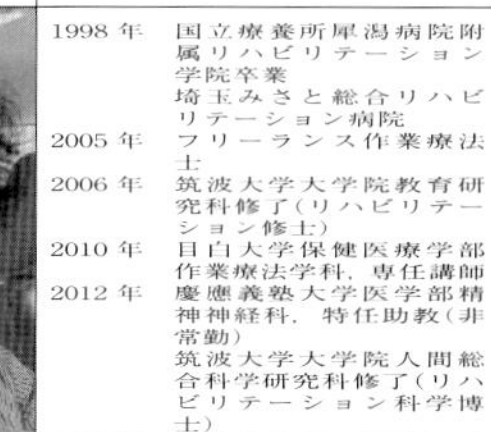

藤田佳男
（ふじた　よしお）

- 1998 年　国立療養所犀潟病院附属リハビリテーション学院卒業
  埼玉みさと総合リハビリテーション病院
- 2005 年　フリーランス作業療法士
- 2006 年　筑波大学大学院教育研究科修了（リハビリテーション修士）
- 2010 年　目白大学保健医療学部作業療法学科，専任講師
- 2012 年　慶應義塾大学医学部精神神経科，特任助教（非常勤）
  筑波大学大学院人間総合科学研究科修了（リハビリテーション科学博士）
- 2013 年　目白大学保健医療学部作業療法学科，准教授
  同大学大学院リハビリテーション学研究科，准教授
- 2016 年　千葉県立保健医療大学作業療法学専攻，准教授

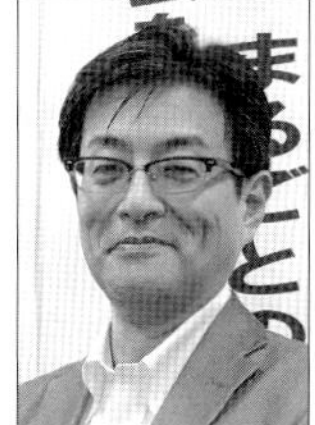

小川敬之
（おがわ　のりゆき）

- 1986 年　労働福祉事業団九州リハビリテーション大学校作業療法学科卒業
  神戸労災病院
- 1989 年　日本赤十字社今津赤十字病院
- 1997 年　日本赤十字社特別養護老人ホーム豊寿園
- 2000 年　九州保健福祉大学保健科学部作業療法学科，講師
- 2012 年　同大学，教授
- 2013 年　NPO 法人地域支援センターつながり，理事長
- 2016 年　宮崎大学大学院博士後期課程終了（医学博士）
- 2017 年　社会的企業（合）さーて黒潮（水産加工会社），副代表
- 2018 年　京都橘大学健康科学部作業療法学科，教授，学科長
- 2019 年　京都大学，非常勤講師
- 2020 年　NPO 法人地域共生開発機構ともつく，副理事長

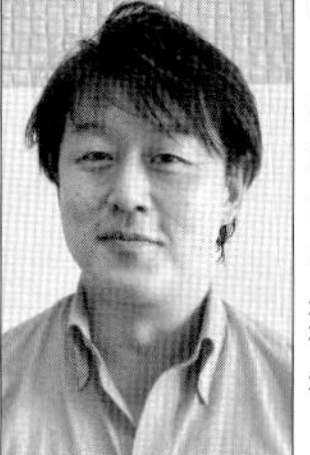

竹原　敦
（たけはら　しゅん）

- 1988 年　北海道大学医療技術短期大学部作業療法学科卒業
  函館・共愛会病院
- 1991 年　老人保健施設エーデルワイス
- 1993 年　秋田大学医療技術短期大学部，助手
- 1997 年　山形県立保健医療大学保健医療学部，講師
- 1998 年　明星大学人文学部心理・教育課程卒業（教育学）
- 2014 年　湘南医療設立準備室
- 2015 年　湘南医療大学保健医療学部，准教授
- 2019 年　東京都立大学博士（作業療法学）
  東京共済病院・介護老人保健施設ケアなかめぐろ
- 2021 年　群馬パース大学リハビリテーション学部，教授

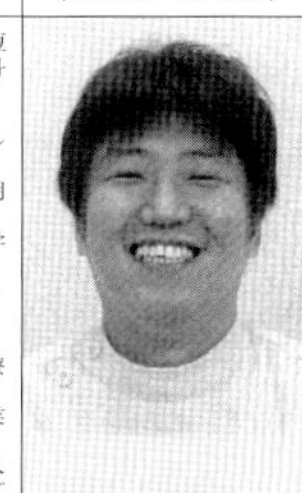

吉際俊明
（よしぎわ　としあき）

- 2001 年　日本体育大学卒業
  医療法人社団慶成会青梅慶友病院
- 2005 年　専門学校東京医療学院理学療法科卒業
  同病院，理学療法士
- 2017 年　同病院リハビリテーション室，室長

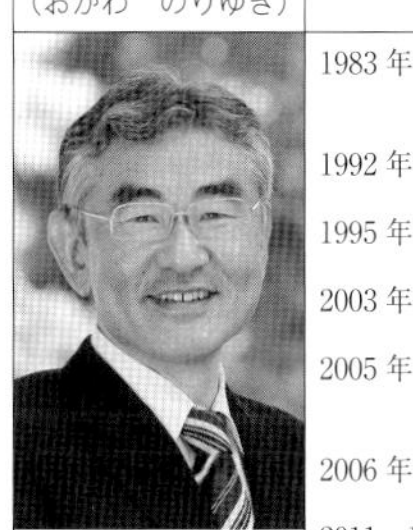

繁田雅弘
（しげた　まさひろ）

- 1983 年　東京慈恵会医科大学卒業
  同大学精神医学講座
- 1992 年　スウエーデン・カロリンスカ研究所，客員研究員
- 1995 年　東京慈恵会医科大学精神医学講座，講師
- 2003 年　東京都立保健科学大学，教授
- 2005 年　首都大学東京健康福祉学部，教授
  同，学部長
- 2006 年　同大学大学院人間健康科学研究科，研究科長
- 2011～14 年　同大学，副学長
- 2017 年　東京慈恵会医科大学精神医学講座，教授

Contents

認知症の人の生活を考える
—患者・家族の QOL のために—

編集企画／東京慈恵会医科大学教授　繁田雅弘
群馬パース大学教授　竹原　敦

Monthly Book
MEDICAL REHABILITATION No. 273/2022.4 目次

編集主幹／宮野佐年　水間正澄

MB Med Reha No.273：1-5, 2022

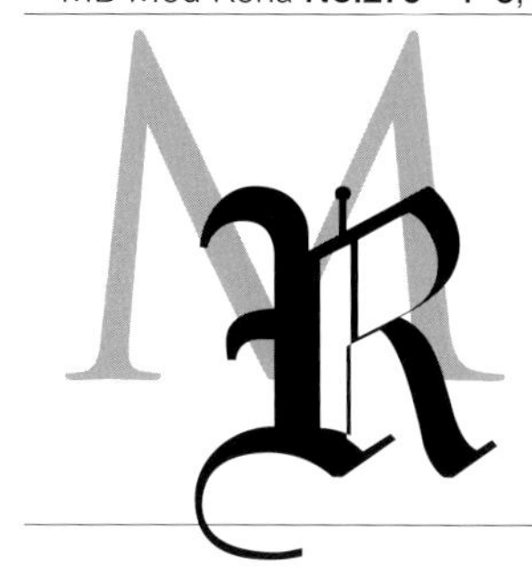

特集／認知症の人の生活を考える―患者・家族のQOLのために―

認知症の人のQOLの維持・向上を目指す対話

繁田雅弘*

Abstract　認知症の人のQOLの維持・向上を目指した対話の要点を述べた．まず対話の際に求められる姿勢に言及した．認知症の本人に意思や意思決定能力があることを前提にして向き合うことの必要性や，本人の経験してきたライフイベントの意味や価値について取り上げることの意義について，先達の意見を紹介しながら解説した．また対話における共感の重要性とともに，共感とはどういう行為かについて先行研究と筆者の見解を紹介した．続いて認知症の人の病識について論じた．病識には病名や病態だけなく様々な要素が含まれること，病識には理解と受容のいくつもの段階があること，また，本人の心身の状態や環境によって変動することなどを指摘した．また精神病理学では，統合失調症や感情障害においても障害されない上位の精神が存在するとの観点がある．この考え方を紹介しながら，認知症の人においてもこうした存在を考えることが治療の際に有効と考えられることを指摘した．

Key words　対話(dialogue)，精神療法(psychotherapy)，病感(awareness)，病識(insight into disease)，共感(empathy)

はじめに

アルツハイマー型認知症(アルツハイマー病)に代表される多くの認知症疾患は進行性である．したがって治療やリハビリテーションなどの介入によって状態が改善するのは，認知機能低下ではなく，行動心理症状(behavioral and psychological symptoms of dementia；BPSD)や合併するうつ状態や意識障害(せん妄)の改善のためである．しかし，対話によって，心理症状や精神状態が(あるいはスピリチュアルとされる次元[1]において)改善することがある．

終末期の認知症高齢者の看護・ケアにおいて看護師と介護福祉士によって観察された感情的およびスピリチュアルな苦痛について分析した報告がある．その結果，8つの要因が抽出されている．抽出された因子には，自分の気持ちがうまく伝わらないこと，自分のやりたいことができないこと，周囲が自分を見下していること，治療が自分の意思に反していることなどが含まれている．これらの認識を対話によって多少なりとも，軽減ないし整理することができれば，精神的苦痛を減らすことができ，それは認知症の人のQOLの向上につながると考えられる．

対話の姿勢

認知症の人との対話やコミュニケーションに際して，我々はどのような態度で臨むべきであろうか．「認知症の症状にかかわらず，本人には意思があり，意思決定能力を有するということを前提にして意思決定支援すべき」と指摘するのは，厚生労働省の研究班による『認知症の人の日常生活・社会生活における意思決定支援ガイドライン(2018年)』[2]である．コミュニケーション能力のア

* Masahiro SHIGETA，〒105-8461 東京都港区西新橋3-25-8　東京慈恵会医科大学精神医学講座，教授

セスメントは必須ではあるが，それとともに本人は能力を有するものだという前提で向き合うことが求められている．「自分のこともわからないであろう．意思表示をすることもできないであろう」とみなす人に向かって，人は努力して自分を伝えようとは思わないであろうし，理解してもらおうとも思わないのではないか．相手から理解できる人だと，そして自分の気持ちを伝えられる人だとみなされるから努力して相手の言葉を理解しようとし，自分の想いを伝えようとするのではないか．

人には軌跡がある．定年まで会社に勤めたこと，子どもを育て上げたこと，親の介護を果たしたことなど，人生の様々なイベントを経験してきている．一見するとこうした経験は誰もが経験するありふれたことのように思われる．対話で取り上げても本人は謙遜して多くを語らないかもしれない．しかしライフイベントにはそれぞれの人にとって固有の意味がある．黒川は平凡な毎日を積み上げ続けた非凡な声に耳を傾けるべきであると指摘する[3]．それぞれの人生における「意味」や「価値」を再発見していくことの大切さを強調している．誰もが経験していることのようにみえても，そのライフイベントをその人にとってかけがえのない価値を持つものとして位置付けることが，自分の人生を肯定的に受け止めることにつながると考えられる．そうした姿勢で対話に臨みたい．

医療やケアの選択について自分のニーズや要望を表明することが困難な場合，本人に代わって家族や医療職が意思表明をすることになる．しかし本人にしか理解できない困難や苦悩もある．大切なことは少しでも多くの本人の意思が決定プロセスに反映されることであろう．自立が困難であっても，サービス利用(医療・介護)の選択に自律性を発揮することができれば，それは自尊感情や自己効力感を維持することにつながる．また，自分が受ける医療やケアの内容をより適切に理解し，その決定プロセスに何らかの役割を果たせるように支援することは，医療とケアの質の高さを示すものであろう．

我々医療福祉専門職は，最終的にどの治療を提供すべきか，どの種類のサービスを利用すべきかということに関心が向いてしまうが，そうしたことより，それを決めるプロセスに本人の意思がどのように反映されたかということのほうが重要である．自律性というものは自立性(生活上の困難の克服)よりも本人の自尊感情や自己効力感を通して，生活の質や人生の質を左右するものではないであろうか．

共感とは

共感とはもともと相手に賛成するという意味であった．英語の共感に相当する語はempathyであり，それはドイツ語のEinfühlungからきているという．もとの語意は，感情移入とか，相手の気持ちになることだそうである．すなわち，共感とは相手の気持ちを汲むことであり，察することであると理解することができる．ただし土居(1977)[4]によれば，「思い入れ」のように自分の気持ちが入るものではなく，「思いやり」のように同情心が入るものでもないという．

共感は初対面から容易にできるものではないことを認識しておかなくてはならない．認知症の人を含めて病気や障害を持った患者はそうでない人よりも真の共感というものに敏感かもしれない．共感してもいないのに共感したような素振りをされることは，共感してもらえない以上に本人を失望させるものかもしれない．振りをしたりせず本人の想いを受け止めることに集中し力を注ぐべきであろう．

治療者に理解してもらったと感じると本人は安心感を得ることができる．そのことが精神的な余裕をもたらし，徐々に自分の状況を冷静にみることができるようになると思われる．理解してもらっているという実感がないと，理解してもらおうと訴えることに懸命になってしまう．その結果，対話の目的の１つである自分を振り返るということがおろそかになってしまうのではないであろうか．

成田(2003)[5]は，共感とは自分が患者に身を重ね合わせるようにして，患者の気持ちをできるだけ汲みとり，それを言葉にして伝えることであるとしている．患者が「さびしい」と言えば「さびしいですね」と繰り返して，それが共感だといわれているようだが，一体それが本当に共感なのか，と指摘している．成田にとって共感は「あーそうだったのか」という発見があってはじめて可能になるものだという．

神田橋(1984)[6]は，まず患者が何らかの形で伝えようとするものが存在し，それを治療者が理解しようとしている状況で，治療者に一定の理解(思い込み)が生じる．しかし，患者に対するその思い込みのなかには患者の真の想いとのズレがあるはずで，そのズレを見出したときに治療者は「目から鱗が落ちる」とか「目の前の霧が晴れた」という体験をする．それが共感だという．

筆者の理解による共感とは，認知症の人の感情体験を本人が再体験するとともに，治療者が追体験することであると考える．あるエピソードを本人と治療者とが共有したとき，本人にそのエピソードのときの気持ちがよみがえり，同時に治療者もその気持ちを自分のなかに描き出し，さらに本人が自分の気持ちを理解してもらったと感じることが，筆者のいうところの真の共感と考える(繁田 2020)[7]．

したがって筆者は，話題の場面を本人ができるだけ明瞭に回想し，治療者もありありとイメージすることができるよう，エピソードの詳細について質問することにしている．出来事を治療者が想像するだけでなく，本人にそのときの気持ちに戻ってもらわなければならないと考えるからである．答えられない質問があっても本人が答えられないことを苦にする前に次々と質問を繰り出すことにしている．本人がその瞬間に戻り，治療者がその瞬間に立ち会うことができれば共感できたことになる．

病識をふまえて

新福(1958)は，病識を「自分が病気であるという自覚，自己の不健康状態についての見当識である」と端的に説明した[8]．またJaspers(1997)は病識と病感を対比させて説明した．「病感」については，自分が以前と違って具合が悪いという感覚を表す患者の態度で，すべての症状や病気全体に及ぶものではないこと，また病気の重篤さや種類に関する客観的な判断はなされないものと説明した．一方「病識」については，病気の種類や重篤さに応じたあらゆる症状と病気全体に及ぶ理解で，それは同じ文化的背景を持つ健康な人が達している一般的なレベルに達するものと説明した[9]．すなわち患者の病気に対する認識には少なくとも次の2つの要素を想定することができる．1つは周囲からの指摘ではなく自分の意識のなかに湧き起こる主観的な気付きで，いわゆる病感と呼び得るもの，もう1つは，自分の病気に対する，その時代の医学的・科学的な見地からみて適切にして十分な理解で，いわゆる病識と呼び得るものである．認知症の人を含め患者の病気との出会いの多くは，病感からはじまって徐々に病識を深めていくプロセスをたどるものと思われる．

病感の出現や病識の獲得には，個々のパーソナリティーが大きく影響する．楽観的な人は失敗を繰り返しても深刻に受け止めず，病感を持ちにくいかもしれない．一方神経質でくよくよと考える人は小さな失敗でも不安になって原因を探り，病感に結び付くかもしれない．しかし，一旦病感が出現してしまえば，神経質な人より楽観的な人のほうがよりすみやかに受容し的確な病識を持つことができ，神経質な人や回避傾向が強い人は，不安に圧倒されて失敗に向き合えず，否認が続いて病識を獲得する機会がなかなか得られないかもしれない．

病識には，疾病の医学的呼称(病名)に対する理解や，自分に起こっている事態(病態)の理解に加え，それらによってもたらされた社会的損失に関する理解，疾病の(自然)経過に関する理解，治療やリハビリテーションの選択肢とそれぞれの効果に関する理解などが含まれるという[10]．この考えに基づけば，十分(完全)な病識とは，自分の罹患している疾病の病名を知り，その疾病が引き起こす症状を理解し，それに伴って生じる損失や，予想される経過を理解し，さらに治療やリハビリテーションの効果と副作用を理解することになる．しかし，ここまでを理解している患者は極めて少ないのではないであろうか．それは知的理解だけでなく，情緒的な受容を含めて決して容易なことではないであろう．

日常診療の経験によれば病識の獲得にはいくつかの段階があるように思われる．症状を自覚する段階，原因が病気であると理解する段階，他者からの指摘を認める段階，医学的な知識を得て理解を深める段階などである．個人差はあるものの，多くの人は得た情報を自分の症状に照らし合わせ徐々に病気の理解を深め広げていくように現場で経験している．

臨床で注意を要するのは，病識は種々の要因の影響を受けて変動するという点である．本人の状態が安定し，安心できる環境で，信頼する医療職や専門職から支えられているときは病識が得られやすいことを，日常診療で経験する．適切な医療やケアが提供され環境調整がなされると，心身の状態が安定し，不安や混乱が緩和され，それまで理解していなかったことにも理解が及ぶことも少なくない．一方で不安や混乱が強まると病識は低下することもある．すなわち，一旦獲得した病識が低下するような場合は，医療とケアの内容を振り返り再検討する必要があると考えられる．

上位の精神の存在

代表的な精神病の１つである統合失調症で，患者が幻覚や妄想に圧倒され，ひどく困惑・混乱している場合はコミュニケーションが困難となり，問いかけに相応しい返答は得られなくなる．しかしながら，病名や入院理由，治療の必要性についても説明は行われ，できる限り同意を得る努力がなされる．これは医療倫理の問題だけではない．

精神病理学において，統合失調症や気分障害の患者の心理状態を，健康か病気かの二者択一で理解することは適切ではないとする指摘がある．人が100％うつ病になることはなく，人が100％統合失調症になることもないとされる．その病気から免れている健康な精神が存在すると理解するわけである．精神障害者が病識を持てるのは，自分の症状を客観的に捉えることのできる精神の次元が，いかなる状態においても存在し続けるからであるという．緊張病性興奮や昏迷というような周囲から完全に意思表示を失ったようにみえる状態でも，潜在的に「狂わない」健康な主体が存在し続けるとされる．「我を失った」ようにみえる患者でも，症状が消退すれば症状の激しかったときのことを正確に回想することができることを多くの精神科医が経験している．告知や説明，情報提供を行う際に，この精神の次元に向かって呼びかけることが，医師患者関係の築きや，治療効果の向上につながるわけである．

アルツハイマー型認知症の場合も，暴言に至った経過や，興奮して家族と口論したことへの後悔の念が本人から語られることがある．つまり認知症の人においても自分や周囲の状況を客観的に捉えることのできる精神の存在を認めても良いのではないか．自己の上位に位置し症候から距離をとって自分の状態を観察している存在があると考えることが治療上有効ではないか．とりわけ感情面や行動面の行動心理症状(BPSD)が強い状態では，本来の自己が失われてしまったとみなしてしまえば，もはやコミュニケーションをとる相手は存在しないことになる．しかし状況を客観的に把握している意識が存在するとみなせば，その存在に向かって我々はコミュニケーションを試みることができる．この考え方は抗精神病薬による化学拘束や物理的な身体拘束を減らし，より質の高い医療とケアにつながるものと考えられる．

おわりに：これから対話を始める人のために

「共感することや洞察を促すことを精神療法というが，どのような内容を話したらいいのか」と研修医から質問されたことがある．この質問に対し，ある精神科医は「患者さんは自分の症状を訴えるから，それを聴いて精神医学の知識でアドバイスすべき」と答えた．別の精神科医は「いや，話題は何でも良い」と言った．

神田橋(2012)[6]は，治療契約をして治療がはじまり，問題が解決すると治療が終結する．しかし，そのような患者と治療者との出会いと別れがあるわけではない．日本における精神療法は，もともと知り合いだったような関係ではじめ，問題が解決した後もその関係が続いていくと考えて行うものだと述べている．

筆者の日常診療における精神療法は，専門的知識の提供は稀で，ほとんどすべてのコメントは日常生活におけるごく常識的なものである．そうした対話で，患者が安心して語るなか，自分の正解にたどり着くのを見守ることではないだろうか．筆者は，「最近はどのような状態か」「どのような日々を過ごしているか」と尋ね，患者が困っていることや悩んでいることを話すうちに，自覚症状だけでなく自分が置かれている状況にも話が及んでいく．しかし話は飛躍したり前後したりするのが常である．そこで時間経過を確認したり，因果関係の有無について問いかける．それを繰り返すことで，患者は自分の状態や置かれている状況を客観的に振り返ることができるようになる．すると，患者は徐々に山積している問題の優先順位を見出したり，具体的な対処法を思いつくようになる．精神療法の第1歩はこのようなものだと考える．

文　献

1) Hirakawa Y：Emotional and Spiritual Pain and Suffering of Older People with End-of-Life Dementia from the Perspective of Nurses and Care Workers：A Qualitative Study. *J Nurs Care*, 3(6)1-3, 2014.
2) 厚生労働省：認知症の人の日常生活・社会生活における意思決定支援ガイドライン，2018.
3) 黒川由紀子編：老いの臨床心理　高齢者のこころのケアのために，日本評論社，1998.
4) 土居健郎：新訂　方法としての面接　臨床家のために，医学書院，1977.
5) 成田善弘：精神療法家の仕事―面接と面接者―，pp. 79-96，金剛出版，2003.
6) 神田橋條治：精神科診断面接のコツ，岩崎学術出版社，1984.
7) 繁田雅弘：認知症の精神療法　アルツハイマー型認知症の人との対話，ハウス出版，2020.
8) 新福尚武：新精神医学，医学出版社，1958.
9) Jaspers K：General Psychopathology. Vol. 1.(Translated by J Hoening and MW Hamilton), Johns Hopkins University Press, 1997.
10) 金吉　晴：病識の諸相．精神科治療，13(9)：1073-1079，1998.

MB Med Reha **No.273**：**6-11**, 2022

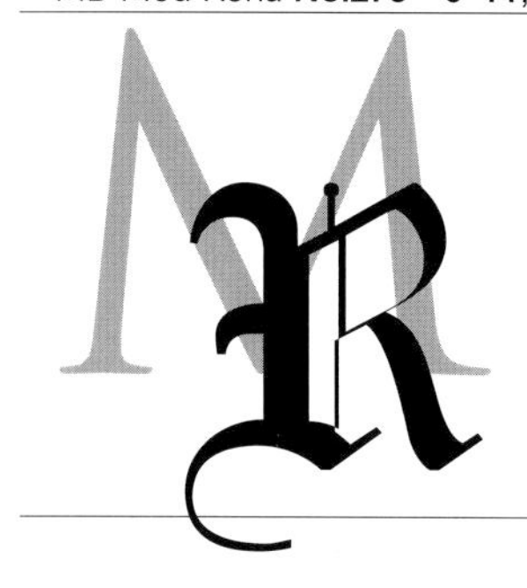

特集／認知症の人の生活を考える―患者・家族のQOLのために―

認知症の人のコミュニケーションと社会的役割の促進からみたQOL

竹原　敦*

Abstract　認知症の人のQOLに関する論文を俯瞰すると，感情を伴ったコミュニケーションを中心とした社会参加を構築し，役割を担うことと深く関係すると考えられる．本稿は，認知症の人のQOLが維持され促進される方法として，コミュニケーションと社会的役割の観点から考察した．認知症の人がいきいきとした役割を担うことができるようになるためには，専門職や家族が，情緒的調整，ネガティブバイアス，エラーレスラーニング，非言語的コミュニケーション，多様性のある役割の5つの視点に注意を払い，支援をすることが大切であると提案した．認知症の人に対する社会参加などを含む行動の促進について提案すると，その可能性について疑問を呈する家族などもいる．認知症になったからといって何もわからなくなったわけではない．やりたいことがたくさんあり，できることも多い．我々は認知症の人の想いを受け止め，希望を持って，役割獲得の支援をすべきであると考えている．

Key words　認知症(dementia)，作業療法(occupational therapy)，社会的役割(social role)，社会参加(social participation)，生活の質(quality of life；QOL)

はじめに

健康とは，身体的，精神的，社会的に完全に良好な状態であり，単に病気がないとか虚弱でないということではない[1]といわれているように，たとえ病気や障害があったとしても，また，身のまわりの日常生活が1人でできなかったとしても，肯定的な側面の生活機能を駆使してより良い生活をする．それがいわゆる，生活の質(quality of life；QOL)の本質だと思われる．

世界保健機関(WHO)によると，QOLは「個人が生活する文化や価値観のなかで，目標や期待，基準または関心に関連した自分自身の人生の状況に対する認識」と定義されているが[2]，本人が良い状況の自分自身をどのよう捉えるかを考慮することが必要だと思われる．すなわちQOLは，個別性，私らしさ，特徴，あたりまえ，交流，そして，役割などと関連し，本人を人生の主役として，自分の想いを自覚すること，と捉えることができると考えられる．

本稿は，こうした定義を前提として，認知症の人のQOLをどのように捉えるのか，また，QOLが維持され促進されるにはいかなる方法があるのかを検討する．

認知症の人のQOL

認知症の人のQOLについては様々な捉え方がある．Lawtonら[3)4)]は，高齢者のQOLを，ADL，知的機能，行動能力，住環境や介護の質などの客観的環境，主観的満足度などの心理的幸福，住宅，収入，子どもとの関係性などの知覚されたQOLと捉えた．さらに認知症高齢者のQOLについては，認知機能，行動能力，社会的に適切な行動，肯定的活動への関与，肯定的感情の存在と否定的

* Shun TAKEHARA，〒370-0006　群馬県高崎市問屋町1-7-1　群馬パース大学リハビリテーション学部作業療法学科，教授

感情の欠如が含まれると述べた．Volicer ら[5]は，症状の程度によってQOLが異なり，重度認知症の人は，意味のある活動，医学的課題，精神症状の3つの側面があると考えた．特に，意味のある活動は最も重要な側面で，より個別性があり，役割行動とも捉えられている．

Brod ら[6]は認知症の人のQOLに対する概念枠組みを報告した．その内容は，身体機能，日常活動，自由な活動，移動能力，社会的交流，相互交流能力，身体的幸福，幸福の感覚，美的感覚，総合的知覚であると述べている．

また，Ettema ら[7]は，MEDLINE と Psych INFO をもとに，QOLと高齢者，慢性疾患，認知症，アルツハイマーのキーワード検索を行い，認知症の人のQOLの側面に関する論文を検討した．結果として，認知症の人のQOLは，感情(幸せ，焦燥感，うつ，肯定的あるいは否定的な感情，気分，所属感，活動を楽しむ)，自尊心(生活満足感，自己の気づき，肯定的な自己イメージ)，身体機能(セルフケア，能力障害に対する対処，満足感)，社会的関係(家族と友人の満足感，社会的交流，対人関係，社会関係の構築と維持)，社会的環境(社会的親和性，有意義な時間の使い方，物理的安全性，快適性の充実度，プライバシー，刺激的・美的な特性，余暇，住宅や施設および医療の満足感，障壁からの解放，周囲からの反応，経済的評価，施設環境の対処，健康(認知症の人の行動・心理症状：以下，BPSD)に大別されると整理した．

こうした内容を俯瞰すると，認知症のQOLは，感情を伴うコミュニケーションを中心とした社会参加を構築し，役割を担うことと深く関係すると考えられる．

社会参加

社会と親和性のある関係性を持つことは社会参加への1歩であり，認知症の人のQOLにとって意義深いと思われる．国際生活機能分類(the international classification of functioning, disability and health；ICF)[8]では，参加を①学習と知識の応用(learning and applying knowledge)，②一般的な課題と要求(general tasks and demands)，③コミュニケーション(communication)，④運動・移動(mobility)，⑤セルフケア(self-care)，⑥家庭生活(domestic life)，⑦対人関係(interpersonal interactions and relationships)，⑧主要な生活領域(major life areas)，⑨コミュニティライフ・社会生活・市民生活(community, social and civic life)と定義づけている．

岡本は，社会参加を社会活動[9,10]と捉え，家族や親族を超えた他者との対人活動(友人との食事，世間話)，団体や組織に参加して行う活動(自治会活動，ボランティア活動)，地域における活動の場への参加(公園，図書館，公民館)と定義づけた．こうした社会参加は，認知症の人の症状の程度に左右されるかもしれないが，これまでの対人関係，経験，信念，趣味などに裏打ちされ，意欲的にかかわることができる内容だと思われる．

Levasseur ら[11]は，社会参加を「他者との相互関係を伴う活動に参加することと」定義づけ，レベル1：他者とつながる準備段階として，1人で行っている日常の活動(ADL，IADL，1人でのテレビ視聴など)，レベル2：直接的な接触はないが，他者が周囲にいる活動(近隣の散歩など)，レベル3：他者との社会的接触はあるが，特定の活動を一緒にしているわけではない(支払いのための店員との接触など)，レベル4：共通の目標のため，他者と共同して活動する(テニスなど，大半のレクリエーション活動)，レベル5：特定の個人や集団を助ける活動(介護・育児，ボランティアなど)，レベル6：より幅広い社会に貢献する市民活動(政治組織への参加など)と，その階層性を示した．ADLが初期段階に含まれていることは，QOLを考える際に多少気になる点ではあるが，こうした段階的な捉え方は意義深い．

具体的な社会参加の内容については，①個人的活動(近所づきあい，近所での買い物，デパート，近くの友人訪問，遠くの友人訪問，国内旅行，海外旅行，お寺参り，スポーツ，レクリエーション)，② 学習的活動(老人学級，カルチャーセンター，市民講座，シルバー人材センター)，③ 社会的活動(地域行事，町内会活動，老人会活動，趣味の会の活動，奉仕活動，特技などの伝承活動)，④ 仕事，と具体的に示している[12)13)].

これらの定義や内容によると，社会参加は，社会活動を通じた地域社会とのかかわり[14)]と捉えられ，何らかの社会的役割を担っていることが前提になると考えられる.

社会的役割

人間は，一生のうちで様々な役割を担うことが増える．それは，性役割や親戚家族の役割などのように生まれながらに決まっているものから，仕事上の役割や趣味をする役割などのように，本人の意志や興味などによって後に獲得される役割もある．人は常に自分が所属している役割行動をすべて行うわけではない．日中は仕事の役割を担っていても，帰宅すると家族の役割，週末には友人と趣味を楽しむ役割，と1日や1週間のなかで担う役割は変化する．さらに，一生涯のなかでも成人後期頃までは役割が増え，多様な役割を担うが，一般的には加齢に伴い役割は減少する．役割を担うことで人は満足感を得るといわれているが，逆に，役割の喪失や減少により，QOLにも大きな影響を及ぼすと考えられる.

さらに，役割の減少によって，認知症の人のQOLを支える想いや感情，BPSDの出現などにも影響を及ぼすと考えられる.

役割獲得のためには，役割獲得モデル[15)16)]に基づいて実施すると良いと考えている．役割獲得モデルは，入力，処理，出力，フィードバックから成る．入力は，内的期待，不確実性・葛藤，および外的期待に大別される．内的期待は，特定の役割を得る目的や言質で，役割要求の解釈の違いを示す価値，どのような行動をとるかの選択の強さとしての興味，適切な役割行動をとるための能力である技能，そして，役割行動をとる能力があるという感覚，すなわち，有能感で構成されている．外的期待は，社会的期待と要請で，本人の意向にかかわらず，社会がその人にどのような役割を担ってもらいたいかという暗黙知で，年齢，性，地位などによって文化的に決定された規則や規範が含まれる.

内的期待と外的期待は必ずしも一致するわけではないため，役割獲得に至る前に，不確実性や葛藤が起こり，どちらを取るか，どちらに優先性を持たせるかという意志決定が行われる．出力は，1度意志決定された案を実際の役割行動へと実行することである．この役割の制定は，フィードバックや修正の対象となる試験的な役割行動の時期である．この時期は，少しずつ役割期待が明瞭になるとともに，再び役割葛藤が生まれたりと不安定な時期であるため，葛藤から意志決定までの過程とともに，作業療法が丁寧に関与することが必要となる.

内的および外的期待へのフィードバックは，選択された役割行動の妥当性をもたらし，もしも，その行動が受け入れられなければ，より適した役割行動を行うために，再度修正が行われる.

このように，役割を担うということは，周囲から一方的にあてがわれるものではなく，本人の想いと人的，文化的環境といった社会の受け入れのバランスにより成立する．したがって，本人の想いは極めて重要になる.

認知症の人が社会参加や役割を担うということ

これまで述べてきた社会参加や社会的役割の内容をみると，認知症の人は本当に社会的役割などを担うことができるのだろうか，と疑問を持つ家族も多いかもしれない．また，病者の役割(sick role)[17)]の概念に示されるように，本人が病気を治すことに専念するためには，認知症の人が社会的役割を担うことから遠ざける必要があるという家族の考え方もあるかもしれない.

本来QOLの概念は，障害の影響によってADLが自立していたとしても，本人が求める楽しみや満足感のある社会参加や役割を担いたいと主張する対象者からの発言に端を発して誕生した，いわゆる自立生活運動である．

人が自分の責任のなかでやりたい作業を行う権利は，作業療法では作業公正(occupational justice)[18]という概念で示される．作業とは人が行うあらゆること，言い換えると役割行動で，年齢，能力，性別，社会階級などの違いにかかわらず，社会のすべての人が日常の作業に参加する作業的権利を認める公正と定義されている[19]．このことは，WHO が健康の概念を説明する際に，病気や障害があっても健康が保たれるという声明や，身体構造や心身機能の障害があっても，作業遂行が可能で，生活の様々なことに参加することができるという作業療法の信念を支持するものと考えられる．

したがって，専門職や家族は，認知症の人が持つ権利の１つとして何らかの役割を担うことができるように支えていく必要があると思われる．

役割獲得のための視点

認知症の人が役割を担うために，専門職や家族は，次のような５つの側面に考慮すると良いと思われる．

1．情緒的調整

心理学者の Carstensen ら[20]によって提唱された社会情動的選択性理論(socio-emotional selectivity theory)は，社会的動機の生涯理論(a life-span theory of social motivation)である．これは，時間的展望を知覚することが人の考えや行動にどのように影響するかを説明したもので，残された人生の時間を無限と知覚するか有限と知覚するかという時間的展望が，社会的目標を決め人間関係を選択する際に大きな影響を及ぼすといわれている．

人は時間が無限にあると知覚したとき，情報の獲得や知識の習得などの，将来見返りが期待できる知識関連目標を優先する．そのため，多くの人との出会いを求め，人間関係はより広くなる．一方，時間を有限と知覚すると，人は将来よりも「今」を重要視し，強い選択をして価値を含んだ情動的な満足感を優先し[21]，交際する範囲を選択的に狭めて，情動的なリスクを最小にしながら，限られた時間を情動的に満足できるものとなるよう，親しい人との親密な関係を重視すると考えられている[22]．

このことは，認知機能の過程にも影響を及ぼす．加齢による注意や記憶の低下過程のなかで，不快情報よりも快情報を好んで取り入れるようにしながら，自分の社会的関係性を大事に保つ．つまり，快感情を最大にし，不快感情を最小にする情緒的調整を行っている．

よって，快情報を提供し，快感情が促されるような場面設定のなかでの役割獲得が望ましいと思われる．

2．ネガティブバイアスを避けること

Cacioppo ら[23]によると，brain's negativity bias といわれるように，人間はポジティブなことよりもネガティブなことに反応しやすい．つまり，人類は長きにわたり，ネガティブなものにより強く反応することによって，自分を敵や危険な環境から守るために発達したものと思われる．

こうした体験を伴う感情の持続時間や減退は，認知症の人と認知症のない人で差がない[24]といわれている．そのため，認知症の人にとって不快な感情を伴う対人関係が続くと，その後のコミュニケーションを阻害する原因となりかねない．認知症の人は，自分が受け入れられているという心地よい快感情を伴う体験は記憶に残り，この人とかかわろうという積極的で愛着のあるコミュニケーション行動が得られると考えられる．

3．エラーレスラーニング

先述の社会情動的選択性理論で示されたように，加齢によりポジティブ感情が優位になるため，成功体験が得られるような役割行動によって，より良い選択的行動が可能になると思われる．エラーレスラーニングが認知症の人の日常生活活動の能力にも有効であるというメタ分析の研究成果に示されているが[25]，QOL に関してはさらに効果が高いと思われる．また，誤りがない過程

を通して学習することは，対人交流にとっても効果的であるため，認知症の人とかかわる人は環境の調整も含め，認知症の人が失敗を伴わないコミュニケーションが可能となるような技能を身につける必要があると思われる．

4．成功体験を伴う非言語的コミュニケーション

誤りのないコミュニケーションが認知症の役割行動を促進するが，さらに，認知症の人は言語的なメッセージよりも非言語的なメッセージへの感覚に優れており[26]，認知機能の低下により非言語的コミュニケーション能力が高まる[27]といわれている．

したがって，特に認知症の人との効果的な非言語的コミュニケーションをとる場合には，正直であることが求められる．つまり，言語あるいは非言語的であろうとも，真実を言葉として言うことに加え，身体を使って行っていることと発言も一致させる必要がある．矛盾のあるメッセージは認知症の人を混乱させ，怯えさせる[26]．一方，肯定感のある感情のこもった非言語的メッセージは，非言語的応答を誘発する[27]．

5．多様性のある役割

趣味の役割に限定されるが，認知症の予防となる活動が何かを検討した研究がある[28]．65歳以上の3,375名を対象に，散歩，家事，芝刈り，庭掃除，園芸，ハイキング，ジョギング，オートバイ，自転車，ダンス，エアロビ，ボーリング，ゴルフ，体操，水泳の15種の活動を平均して5.4年間実施し，どの活動が認知症予防に影響するのかを検討した．その結果，特定の活動は見出されなかった．しかし，いかなる種類の活動であったとしても，複数の活動を行って日常が満たされている人は，認知症の発症リスクが低下した．

これは，活動自体が持つ効果というよりも，様々な活動，すなわち様々な役割行動で満たされていることが，人にとって良好な状態であることを裏づけるものと思われる．少なすぎる役割への参加は多すぎる役割要求を抱えるよりも心理社会的健康には有害となる可能性がいっそう高い[29)～31]といわれていることとも関連すると考えられる．

認知症の人に対し，複数のことを提供することは混乱をきたすという考え方もある．しかし，本人にとって受け入れられる適切な役割であれば，多様に組み合わせることで，より適応的な行動が得られると思われる．

おわりに

本稿では，認知症の人のQOLが維持され促進されるにはいかなる方法があるかを検討した．認知症の人が，いきいきとした役割を担うことができるように，専門職や家族が支援することが大切だと考えられる．そのためには，情緒的調整，ネガティブバイアス，エラーレスラーニング，非言語的コミュニケーション，多様性のある役割，の5つの視点に注意を払うことが望ましいと思われる．

認知症の人の役割や社会参加を含む行動について論じると，認知症の人が役割を担うことができるのだろうかという質問を受けることがある．丹野[32]は，「認知症になったからといって何もわからなくなったわけではない．やりたいことがたくさんある，できることも多い，そして，必要以上の賞賛は不要である」と語る．我々は認知症の人の想いを受け止め，希望を持って，役割獲得の支援をすべきであると考えている．

文　献

1）日本WHO協会：世界保健機関（WHO）憲章とは．〔https://japan-who.or.jp/about/who-what/charter/〕(2021年9月2日閲覧)

2）The WHOQOL Group：The World Health Organization Quality of Life assessment(WHOQOL)：position paper from the World Health Organization. *Soc Sci Med*, **41**(10)：1403-1409, 1995.

3）Lawton MP：Quality of Life in Alzheimer's Disease. *Alzheimer Dis Assoc Disord*, **8**(suppl 3)：138-150, 1994.

4）Lawton MP, et al：Observed affect in nursing home residents with Alzheimer's disease. The

journals of gerontology. Series B. *Psychol Sci Soc Sci*, **51**(1)：3-14, 1996.
5）Volicer L, Bloom-Charette L：Assessment of Quality of life in advanced dementia. Enhancing the quality of life in advanced dementia, pp.3-20, Brenner/Mazel, 1999.
6）Brod M, et al：Conceptualization of quality of life in dementia. In Albert SM, Logsdon RG(eds), In Assessing Quality of Life in Alzheimer's Disease, In Albert SM, Logsdon RG(eds), pp.3-16, Springer Publishing Company, 2000.
7）Ettema TP, et al：The concept of quality of life in dementia in the different stages of the disease, *Int Psychogeriatr*, **17**(3)：353-370, 2005.
8）世界保健機関：障害者福祉研究会(訳・編)，国際生活機能分類(ICF)―国際障害分類改定版―，中央法規，2002.
9）岡本秀明：高齢者の社会活動とそれに対するフェルト・ニーズ(felt needs)：実証研究の提案．生活科研誌，4：281-295，2005.
10）岡本秀明：高齢者向けの「社会活動に関連する過ごし方満足度尺度」の開発と信頼性・妥当性の検討．日公衛誌，**57**(7)：514-525，2010.
11）Levasseur M, et al：Inventory and analysis of definitions of social participation found in the aging literature：proposed taxonomy of social activities. *Soc Sci Med*, **71**(12)：2141-2149, 2010.
Summary 社会参加の階層性を示している．
12）橋本修二ほか：高齢者における社会活動状況の指標の開発．日公衛誌，**44**(10)：760-768，1997.
13）小林江里香：高齢者の社会関係・社会活動．老年精医誌，**26**(11)：1281-1290，2015.
14）金 貞任ほか：地域中高年者の社会参加の現状とその関連要因：埼玉県鳩山町の調査から．日公衛誌，**51**(5)：322-334，2004.
15）Heard C：Occupational role acquisition：A perspective on the chronically disabled. *Am J Occup*, **31**(4)：243-247, 1977.
16）竹原 敦ほか：高齢者に対する作業療法―役割獲得モデルを用いて―．秋田大医療技短大紀，**2**(1)：153-159，1994.
17）高橋和義：パーソンズ―医療社会学の構想―，岩波書店，2002.
Summary 病者役割とは何かを知ることができる．
18）American Occupational Therapy Association：Occupational therapy practice framework：Domain and process Forth Edition. *Am J Occup Ther*, **74**(Suppl 2), 2020.
19）Nilsson I, Townsend E：Occupational justice―Bridging theory and practice. *Scand J Occup Ther*, **17**(1)：57-63, 2010.
20）Carstensen LL, et al：Taking time seriously：A theory of socioemotional selectivity. *Am Psychol*, **54**(3)：165-181, 1999.
21）Carstensen LL, et al：Socioemotional selectivity theory and the regulation of emotion in the second half of life. *Motiv Emot*, **27**：103-123, 2003.
22）Lang FR, Carstensen LL：Time counts：Future time perspective, goals, and social relationships. *Psychol Aging*, **17**(1)：125-139, 2002.
23）Cacioppo JT, et al：Beyond Bipolar Conceptualizations and Measures：The Case of Attitudes and Evaluative Space. Pers Soc Psycol Rev, Research Article, **1**(1)：3-25, 1997.
24）Guzmán-Vélez E, et al：Feelings without memory in Alzheimer disease. *Cogn Behav Neurol*, **27**(3)：117-129, 2014.
25）de Werd MM, et al：Errorless learning of everyday tasks in people with dementia. *Clin Interv Aging*, **8**：1177-1190, 2013.
26）Perrin T, May H：Wellbeing in Dementia：An Occupational Therapy Approach for Therapists and Cares. Churchill Livingstone, 2000.（Perrin T：白井壮一ほか(訳)，認知症へのアプローチ―ウェルビーイングを高める作業療法的視点―，エルゼビア・ジャパン，2007.）
27）Hoffman S, et al：When language fails：nonverbal communication abilities of demented. In Hutton, J, Kenny, A(eds), Senile dementia of the Alzheimer type. Alan R Liss, pp.49-64, 1985.
28）Verghese J, et al：Leisure activities and the risk of dementia tin elderly. *N Engl J Med*, **348**：2508-2518, 2003.
Summary 余暇活動の種目ではなく，多くの活動で生活を満たしているかが大切．
29）Marks S：Multiple role strain：Some notes on human energy, time and commitment. *Am Sociol Rev*, **42**(6)：921-936, 1977.
30）Seilber SD：Toward a theory of role accumulation. *Am Sociol Rev*, **39**(4)：567-578, 1974.
31）Spreitzer E, et al：Multiple roles and psychological well-being. *Social Focus*, **12**：141-148, 1979.
32）丹野智文：認知症の私から見える社会，講談社α新書，2021.
Summary 認知症の人の真の想いを理解できる．

MB Med Reha No.273：13-18, 2022

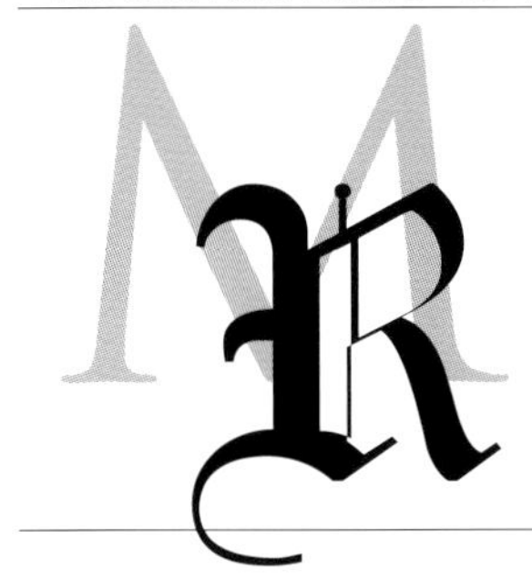

特集／認知症の人の生活を考える―患者・家族のQOLのために―

認知症の人と一緒に仕事をすることで生まれるQOL

小川敬之[*1]　中井秀昭[*2]　川﨑一平[*3]
永井邦明[*4]　原田　瞬[*5]

Abstract　近年，就労や社会参加と認知機能，長期介護，死亡などとの関連に関する様々な報告が出されている．また，障害者の社会参加促進では東京都のソーシャルファームの条例に見られるように社会的企業の動きも活発化している．今回，中山間地区で取り組んできた認知症の人や高齢者に向けた就労的活動（仕事的活動）が認知症の人やそのご家族にどのような影響があったのか，その実践を紹介する．また，その実践を踏まえたうえで，京都で準備している就労的活動の現状について報告する．

Key words　地域共生社会(the community symbiosis society)，社会参加(social participation)，就労的活動(work-related activities)，企業連携(cooperation with companies)，レビー小体型認知症(dementia of lewy body)

はじめに

2019年，東京都は「都民の就労の支援に係る施策の推進とソーシャルファームの創設の促進に関する条例」の議案を提出した[1]．様々な理由から就労に困難を抱える人が，必要なサポートを受けながら，他の従業員とともに働く社会的企業を推進するものである．

福祉とビジネスモデルは一見相容れない要素のように感じるが，持てる力を最大限発揮しながら社会参加を推進し，継続していく仕組みは今後ますます必要になる．そして，これを公的なシステムだけでなく，企業との連携のもと開発していくことは地域共生社会の構築と継続にとって重要な取り組みだと考える．

近年，就労や社会参加と認知機能，長期介護，死亡などの関連に関する報告も多くなってきている．高齢期に仕事を継続していることは死亡率の低下や死亡までの年数の延伸につながる(Sorlie PD, 1990. Blanc PD, 1994)[2][3]．女性を対象とした研究では専門職や管理職に従事していた人のほうが死亡率は低い(Long JA, 2002)[4]．退職後も仕事を継続している高齢者(男性)は長期介護，認知機能の低下のリスクが低くなり，高齢期に仕事をはじめた高齢者(女性)は仕事をしていない高齢女性に比べ長期介護やIADL(instrumental activities of daily living)低下のリスクは低くなった(Tomioka K, 2018)[5]．また，社会参加は死亡率や認知機能の低下を予防する可能性はあるものの，参加するコミュニティや参加の仕方などにおける偏りも大きく影響する可能性があるとの報告もある(Hsu HC, 2007)[6]．さらにグランドゴルフや旅

*1 Noriyuki OGAWA，〒607-8175 京都府京都市山科区大宅山田町34　京都橘大学健康科学部作業療法学科，教授
*2 Hideaki NAKAI，藍野大学医療保健学部作業療法学科，助教
*3 Ippei KAWASAKI，京都橘大学健康科学部作業療法学科，助教
*4 Kuniaki NAGAI，同，助教
*5 Shun HARADA，同，助教

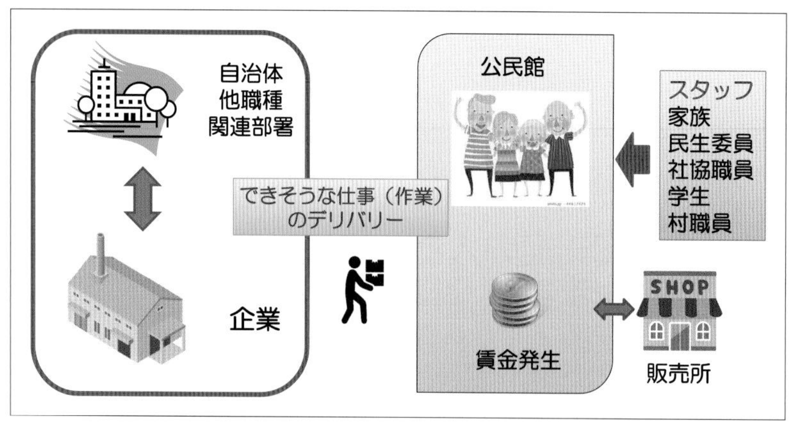

図 1. 地場産業･企業と協力して自分の力を発揮できることが楽しみになる.

行, パソコン, 写真撮影(男性), 手芸, 園芸(女性)など趣味を多く持つ高齢者は認知症を伴う要介護認定の発生が低かったとの報告などがある(辻, 2020)[7]. 仕事(仕事的活動)や好きな活動を通して社会参加を行うことは高齢者や認知症を持つ方々の健康(感)を増し, QOL の向上を推し進める可能性が示唆されている.

以下, これまで取り組んできた認知症の人や高齢者に向けた就労的活動(社会参加)の実践を紹介し, その実践を踏まえたうえでこれから活動を計画している取り組みについて報告する.

デリバリー作業(仕事的作業)[8]

宮崎県のM村は高齢化率50%を超えた約1,700人が住む集落であり, 診療所, デイサービス, 特養がそれぞれ1か所と社会資源の限られた村である. その村で公民館など集会場を利用したデリバリー作業(仕事的作業)が認知症の方たちも含めた高齢者の人たちを元気にしている.

村では10年ほど前から定期的に体操や講和などでヘルスプロモーションの機運を高めることを意図しながら関わりを持っていた. しかし, 話や体操をした後の数日は自主的な活動があるものの, そうした活動が継続しないことが悩みの種だった. 継続性を持たせるには何が良いか, 包括支援センター, 社協, 行政職員, 診療所スタッフと協議を重ね, もともと農業やシイタケ栽培, 林業など数少ない産業を村人が一丸となって支えてきた歴史があり, 働く意識がとても高いことがわかった. そこで「仕事」を介した活動を提供してみてはどうかという話になったのである. 検討を重ね, 村内の企業をまわり, 「しゃもじ」磨きを仕事的作業として提供することになった.

まずはモデル的に1か所の公民館で実施することにした. 事前に回覧にて告知をしておき, 当日は6名の参加者があった. 村の担当職員が仕事の概要を説明し, 筆者が実際の作業について説明を行い, 弁当箱の職人が現物をみせながら工程を説明した. はじめは怪訝そうな表情であったが, 近所に住んでいるとはいえ, こうして皆で集まるのは久しぶりとのことで, 話を弾ませながら手作業を実施していた. 以後, 週2回, 10〜12時の2時間実施. サポートは包括支援センター, 社会福祉協議会, 村職員, 家族で交互に担当して行うことにした(**図 1**).

その参加者のなかに, レビー小体型認知症のYさんがいた. 身体症状はなかったが, 幻視があり, 家族もこの幻視に悩まされて軽いうつ状態になっていた. 「はやく入院治療をしてほしい」との要望もあり, 主治医とも相談したうえ, 病院を探すことになった. そこで, 病院がみつかるまでの間, デリバリー作業への参加を提案し, 参加することになったのである.

作業初日, Yさんは慣れない手つきで作業をしていたが, すぐに要領がわかり, 次第に会話をしながらの作業に変わっていった. 「これは何になるのか?」などの質問もあり, 「しゃもじを作って, 店に置いてもらい, 売れるとその分の給与が, 出るのです(職員)」「それは一生懸命磨かないといかんな!」と会話も弾んだ. 次回の日程と時間を

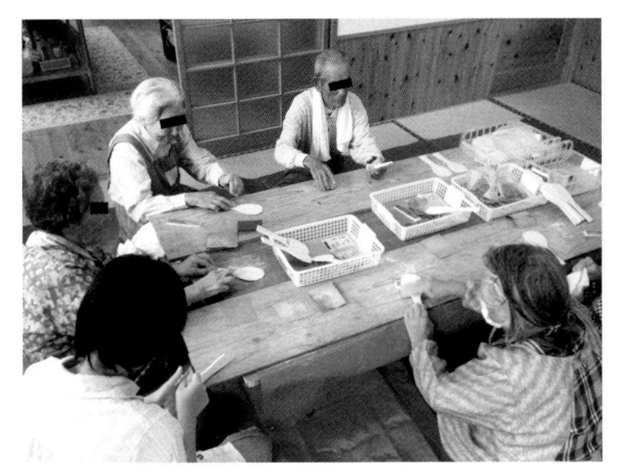

図 2. しゃもじ磨きの活動場面

書いた用紙をわたし，その日は解散した．

回を重ねる毎に，Y さんはデリバリー作業への参加をとても楽しみにするようになり，作業がない日にも公民館に行くことがあった．しかし集まりがないからといって落胆する様子もなく，公民館周辺の草むしりを行い家に戻っていた．作業がある日は公民館内で作業を行い，ない日は草むしりや周辺の散策を行い家に帰るという行動が習慣化した．作業に行く日には「今日は稼いでくる！」と冗談交じりに語りながら家を出て行くようになる．

デリバリー作業開始 1 か月後のこと，Y さんの家族(嫁)から相談があると言われ，面談を行った．デリバリー作業開始前には入院を希望していたが，仕事に行くと言って出かける元気な母をみていると，もう少し家で看てみようと思う，との話であった．結局，その後 2 年間は在宅での生活が継続したのである．

デリバリー作業中にも幻視がみえ，作業を行っているテーブルに知らない人が座っているなどの話をすることがある．しかし作業仲間は「はい，はい」と聞き流すようにして Y さんの話を聞き，作業を継続する．幻視がみられてもグループ全体の動きに大きな影響がなく作業が進んでいく．これまでも何度となく，同じような場面があり，当初は参加者一同も驚いて心配そうに Y さんをみることが多かった．しかし，何度か経験するうちに幻視そのもので作業場面において困ったことが起こるわけではないこと，幻視やもの忘れもうまくかかわれば，昔のままの Y さんであることが同じ

表 1. Y さんの認知機能などの経過

評価項目	平成26年5月	平成26年8月	平成27年4月
MMSE	15 点	14 点	16 点
DASC21	41 点	41 点	45 点
DBD13	18 点	16 点	18 点
Zarit8	9 点	5 点	3 点

作業を行う場を通して皆に意識されていた．認知症の症状も包み込むコミュニティが自然とできていたのである．(**図 2**)．

Y さんの認知機能や介護負担を経時的に測定したのが**表 1** である．認知機能や BPSD (behavioral and psychological symptoms of dementia) の変化はほとんどないが，家族の介護負担が徐々に減少している点は，在宅支援を行う際の重要な視点を示している．つまり当事者の障害の程度は在宅生活継続に大きく関係するが，症状があっても双方の関係性を再構築することで生活をともにする可能性は広がる，つまり双方の QOL の改善にもつながった可能性がある．

人の役に立つこと，稼ぐこと，人から頼りにされること，さらにはその土地の文化，土地に根付いた産業などは年齢や病気に関係なく人の心や体を動かし，本来の健康なその人のあるべき姿を活性化する，まさにヘルスプロモーション推進のキーワードだといえる．

仕事的活動の進化

この村ではさらに面白い取り組みが加速している．しゃもじ磨きをしている高齢者とかかわっている包括支援センターから，村で使用するごみ袋の制作はどうかとの提案が持ち上がる．「自分たちの村で使用するごみ袋は自分たちで！」という思いのもと，自治体，業者と相談をし，ゴミ袋に村のシールを貼る作業と 10 枚 1 組のセットを作る作業を仕事として活動することになった．

また，第 3 弾としてクヌギの木から作る絵馬の作成にも取り組んでいる．シイタケ栽培が主要な産業の 1 つであるこの村では，古くなった大きなクヌギの木から作成した「苦抜き(クヌギ)地蔵」を村の要所に祭っている．小さなクヌギの木は破棄していたが，それを破棄せずスライスにして絵馬

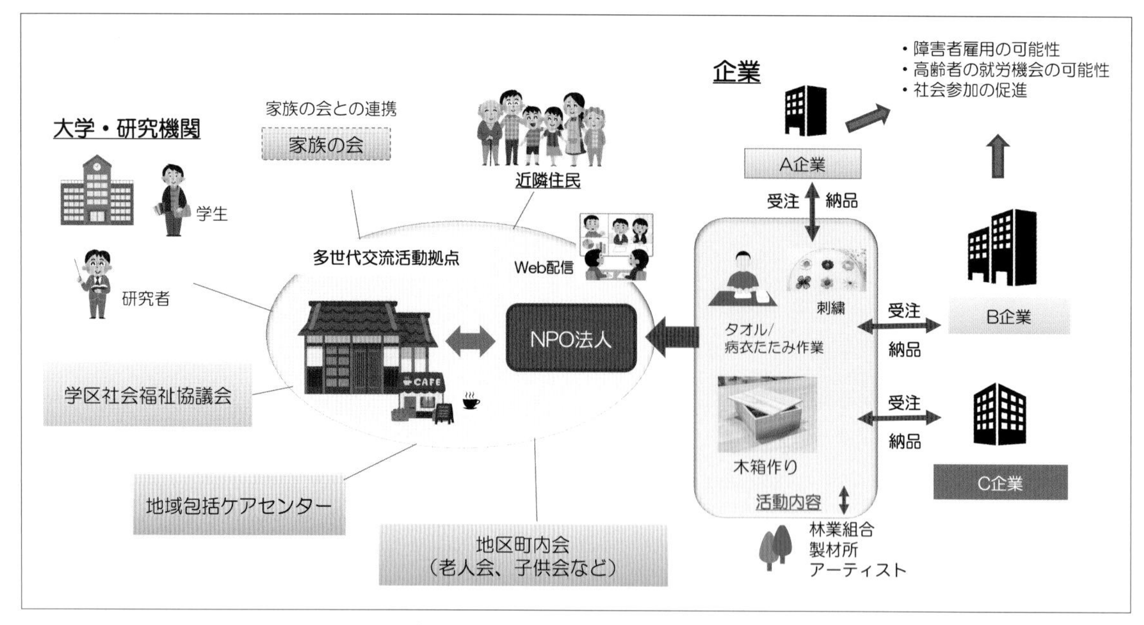

図 3. 事業内容と役割と各セクターとの関係図

を作り，そこに苔抜き地蔵の焼き印を押して販売してはどうかとの提案があり，現在その制作にも多くの高齢者がかかわっている．それぞれの活動では大きな収入にならないが，仕事的作業として対価が払われる仕組みとその場を通してつながるコミュニティは，村民の主体性を促す要因となっているようである．

地域包括ケアシステム構築において必要とされている「自助」「互助」「公助」「共助」の「自助」「互助」の醸成が地域づくりには必要だと思われるが，この村ではデリバリー作業を通して自然と「自助」「互助」の動きが活性化した印象を受けた．

地域特性や町の大きさによりその形や実施形態も違ってくるであろうが，前述したように①地域のつよみを活用(その地域の特産，歴史)，②参加者の役割感(仕事でもなんでも良いが自分の出番がある)，③その役割に対する対価(社会とつながっている)，④作業するよろこび(効力感)，は地域包括ケアシステムの構築を推進する重要なキーワードだと考える．

「しゃもじ」の作業は当初2つの公民館で開始した．約6年経過した現在，5か所の公民館で実施している．さらに興味深いこととして，それまで公民館までが遠いので行くことができない，みんなでワイワイやるのが苦手という方たちも，活動のうわさが耳に入り，また包括支援センターの職員の巧みな紹介により，公民館に行くことができない方たちには自宅に作業(仕事的活動)をデリバリーして，一定の作業が終われば後日回収して，その分の工賃をお支払いする仕組みができつつある．既存の仕組みありきではなく，それぞれの参加の仕方に合わせた活躍の場を様々なセクターと協議をして提供する動きが出てきている．このことは対象者も含んだそれぞれのセクターとの信頼関係を構築することにもなり，まさにこの村のソーシャルキャピタルを推進するうえで大切な要素だと感じた．

作業的活動のさらなる展開

現在，京都でも就労的活動を提供することを目的としたNPO法人を立ち上げ，多くの企業との連携のもと模索を続けている．手芸教室や手芸のコンテンツを販売している企業，自作のTシャツやユニフォームをネット販売している企業，病院や施設の清掃，クリーニングを請け負っている企業，老舗の料亭，林業組合，製材企業などと話し合いを重ね，就労を通した社会参加の仕組みを検討している(**図 3**)．

そのなかで進んでいる取り組みの1つを紹介する．

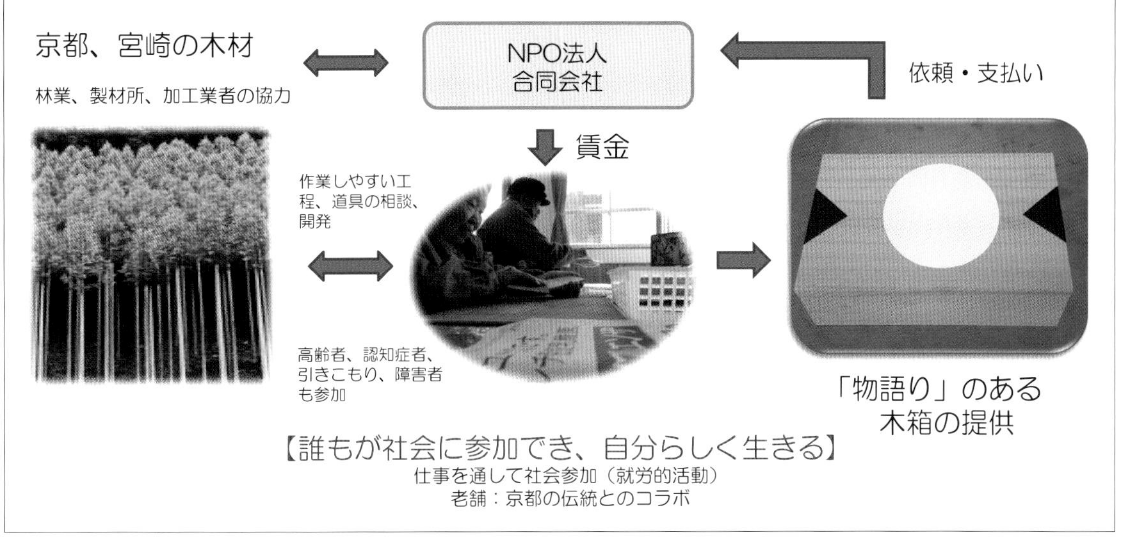

図 4. 企業との検討を重ねて

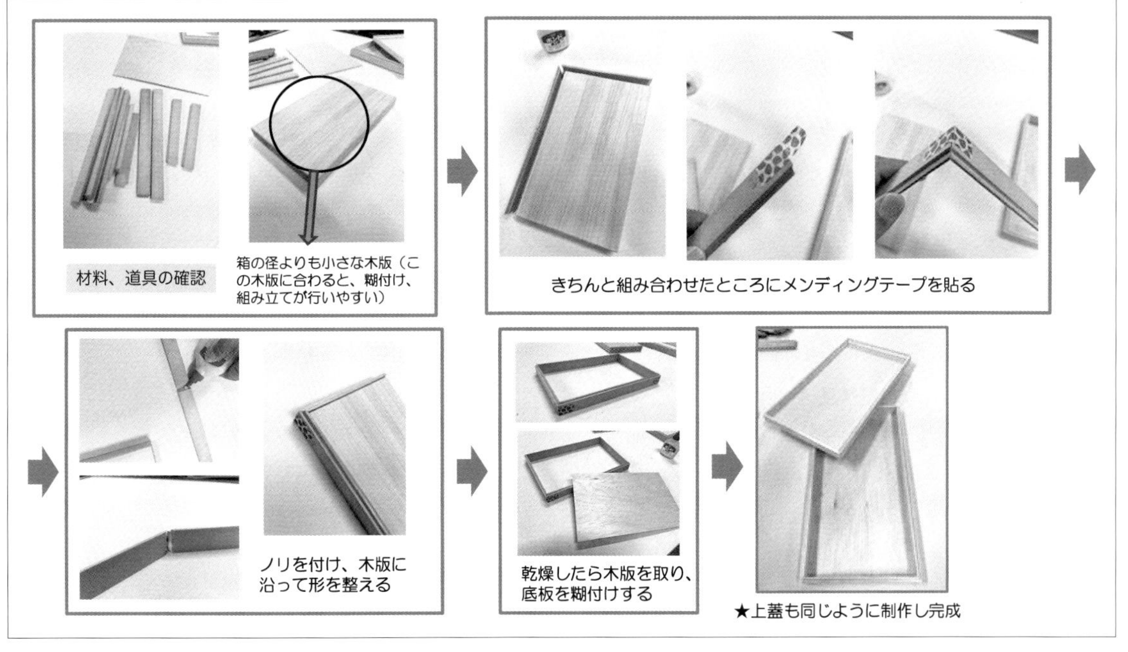

図 5. 箱作りの工程

<老舗料亭の贈答品の木箱制作>

NPO法人の理事長が林福連携事業で一緒になった林業組合，製材所の方々と事業に関する議論を進めていた．その頃ちょうど別の事業で，筆者がかかわりを持っていた老舗料亭が社会貢献のために連携を持ちたいとの話があり，ネット販売の贈答品に使用する木箱制作の提案をしてみた．料亭としてこれまで年間3万箱以上の贈答品を出していること，老舗料亭の贈答品ということもあり，品質にはこだわりがあること，材料費，工賃含めた料金と料亭の買取料金とのバランスなど，これから検討していく事項も多いが，何度かの話し合いのもと，取り組みの意図をわかってもらい，年間の生産量，納期に関してはそのときの状況を見て検討しながら連携していくことで話が進んでいる(**図4**)．**図5**は箱作りの工程を分析し，製材所と検討を重ね，認知症であっても障害があっても作りやすい方法を開発するために行っている取り組みの一部である．どの工程であれば，特定の障害や能力低下があっても実行できるか，そのマッチングを予測しながら，実際に行うなかで調整をしていく予定である．ある程度の予測は可能だが，やはり実際に行いながらの調整は必ず必要であり，それがなければ本当の意味でのマッチングはできない．

ハイブリットワーキングシステム

介護保険で認定されている要支援者1,2，要介護者1の方たちはケアを受ける度合いもそれほど多くはなく，自分でできることも多い．様々な機能低下があったとしても，持てる力で自分のできることに精を出して活躍する機会があると人は元気になる．疲れたときにはケアを受け，元気なときには働くなど状況に応じて，自分の最大限の力が発揮できるハイブリッドなワーキングシステムの構築が必要だと感じている．

ただ，今まで働くということで福祉と企業がしっかりと話し合う歴史も浅く，福祉や医療現場においてもどのように連携すれば良いのかわからず，手をこまねいている現状を耳にする．厚生労働省も令和2(2020)年に地域支援事業を推進するうえで就労的活動支援コーディネーターの配置を新設している[9]．最近では公的機関(自治体)や企業がそうしたプラットフォームを作っているところもある[10]．そうした場で，双方で「やれそうだ」との意識の醸成を何度，何度も確認していく必要がある．

文　献

1) 東京都：令和元年第四回都議会定例会の条例案概要，別紙，就労支援・ソーシャルファーム，〔http://www.metro.tokyo.jp/tosei/hodohappyo/press/2019/11/26/23_01.html〕(2021年11月20日閲覧)
Summary 自立的な経済活動を行いながら，障害者への就労支援を行っている社会的企業である「ソーシャルファーム」を東京都は条例として定めた．その条例などが閲覧できる．

2) Sorlie PD, Rogot E：Mortality by employment status in the National Longitudinal Mortality Study. *Am J Epidemiol*, **132**(5)：983-992, 1990.
Summary 全米死亡インデックスより約4万5千人の死亡追跡調査を行った結果，65歳以上の高齢者では就業している人の死亡率が非常に低いことがわかった．

3) Blanc PD, et al：Mortality risk among elderly workers. *Am J Ind Med*, **26**(4)：543-547, 1994.

4) Long JA, et al：Social Class and Mortality in Older Women. *J Clin Epidemiol*, **55**(10)：952-958, 2002.

5) Tomioka K, et al：Beneficial effects of working later in life on the health of community-dwelling older adults. *Geriatr Gerontol Int*, **18**(2)：308-314, 2018.

6) Hsu HC, et al：Does Social Participation by the Elderly Reduce Mortality and Cognitive Impairment?. *Aging Ment Health*, **11**(6)：699-707, 2007.

7) 辻　大士ほか：高齢者の趣味の種類及び数と認知症発症：JAGES 6年縦断研究．公衆衛生誌，**67**(11)，800-810，2020.

8) 小川敬之(編著)：認知症の作業療法．pp. 231-238，医歯薬出版株式会社，2015.

9) 厚生労働省老健局：「地域支援事業の実施について」の一部改正について，令和2(2020)年5月29日，〔https://kouseikyoku.mhlw.go.jp/shikoku/chiiki_houkatsu/000152237.pdf〕(2021年11月20閲覧)
Summary 障害を持っていても，高齢であってもできることで社会参加することを地域社会のニーズとマッチングを支援する就労支援コーディネータの実際的な活動が事例を通して提示されている．

10) 京都府：府政情報，民間企業との連携，「地域活性化包括連携協定を締結」〔http://www.pref.kyoto.jp/minkanrenkei/〕(2021年11月20日閲覧)
Summary 京都府は企業との連携を強化することで，社会課題解決の推進を目指している．それぞれの企業との連携協定の内容が閲覧できる．

MB Med Reha No.273：19-24, 2022

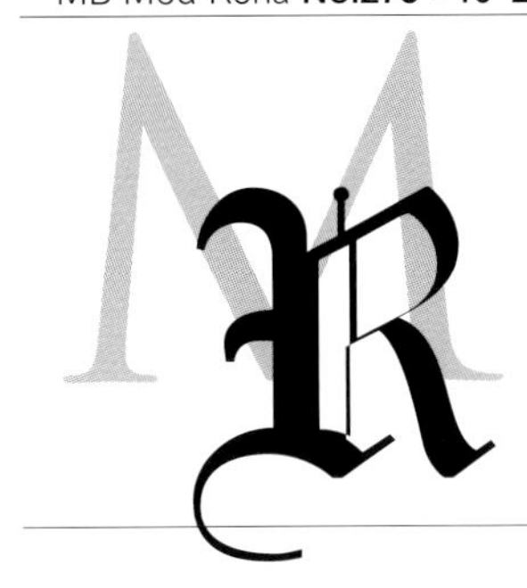

特集／認知症の人の生活を考える―患者・家族のQOLのために―

活動の質評価法(A-QOA)を用いた認知症の人のQOL

西田征治[*1]　小川真寛[*2]

Abstract　質の高い生活を送るには，自分にとって意味や価値のある活動と結びつくことが大切であるが，認知症が進行すると自身ではそれが困難となる．また，自分の思いを言語化することに支障がでるため，支援者がそのような活動を特定することや，実施したことによる効果を説明するのは容易ではない．そこで筆者らはこれらの問題を解決するために，活動の質評価法(A-QOA)を開発してきた．A-QOAは，認知症の人が活動に従事しているときの様子や状態を観察によって評価するものであり，活動からどのような影響を受け，また周囲の人にどのような影響を与えているのかを捉えることができる．21個の観察の視点で評定した結果を解析ソフト(AqoaPro)に入力すると，プロビット値が算出され，その結果から活動との結びつきの強さを示すことができる．本稿では，A-QOAの概要と認知症の人のQOLを高めるための活用方法や事例について述べる．

Key words　認知症(dementia)，quality of life；QOL，活動の質(quality of activities)，結びつき(engagement)，評価(assessment)

はじめに

QOL(quality of life)には多様な解釈があり，統一された定義は存在しない[1]．それは，lifeが生命，生活，人生といった異なるレベルで捉えられることや，主観と客観の両側面から捉えられることが要因の1つである．それぞれの分野や研究領域，目的に応じて定義や捉え方が異なっているのが実情である．米国作業療法協会[2)~4)]では，QOLは「クライエントの生活満足度，希望，自己像，健康と機能(健康状態，セルフケア能力など)，社会経済的因子(職業，学歴，収入など)の自己評価」として定義されており，その人にとって意味や価値のある大切な「活動」に従事したり，結びついたりすることでQOLが高められるとしている．しかし，認知症が進行すると，興味や関心があり，やりたいと思う「活動」を自ら行うことができなくなったり，その思いを言語化することが難しくなってくる．そのため，認知症の人を支援する専門職は，QOLを高めるためにはどのような「活動」との結びつきを促すと良いのか，いま行っている「活動」は本当に意味や価値があるのか，効果をどのように説明したら良いのか，と悩みを抱えている．そこで筆者らはこれらの問題を解決するために，活動の質評価法(assessment of quality of activities；A-QOA)を開発してきた．本稿では，A-QOAの概要とQOLを高めるための活用方法や事例について述べる．なお，A-QOAを筆者らは「アコア」と呼んでいる．

A-QOAとは

1．A-QOAの概要

A-QOAは，認知症の人が活動に従事しているときの様子や状態を観察によって評価するもので

[*1] Seiji NISHIDA，〒723-0053 広島県三原市学園町1-1-1　県立広島大学大学院総合学術研究科，教授
[*2] Masahiro OGAWA，神戸学院大学総合リハビリテーション学部作業療法学科，准教授

あり，活動からどのような影響を受けているのか，またどのような影響を周囲の人に与えているのかを捉えることができる．これは能力をみるものではなく，あくまでも主体性や感情表出などの様子や状態から，活動との結びつきの強さを捉えるものである．観察対象となる活動は，どのような活動でもなり得るが，生活や人生レベルのQOLの観点からは，セルフケアのような生理的欲求を満たす活動よりも，趣味や楽しみ，仕事のような所属，愛情，承認，自己実現の欲求を満たし得る活動を対象とするほうが評価の意義は大きい．観察項目は5領域21項目である(**表1**)．活動の遂行に関するものが8項目，活動の結果に関するものが3項目，活動時の感情表出に関するものが2項目，他者との関わりに関するものが6項目，言語表出に関するものが2項目である．認知症の人が行っている活動を評価者としてそばで観察する，あるいは支援しながら観察し，活動が終了した後に評価マニュアルを用いて，それぞれの項目を4(非常に強く／例外的に観察される)，3(観察される)，2(部分的に観察される)，1(観察されない)の4段階で評定する．合計点は84点満点となる．これらの粗点を，解析ソフトであるAqoaProに入力するとプロビット値が算出される．プロビット値は，840件の認知症の人のデータを用いて標準化された値であり，平均値は2.5で標準偏差は1.0となっている．また，0.0〜5.0の範囲に約99%が収まるようになっており，その値は**表2**の通りに解釈することができる．プロビット値を算出するためには，講習会に参加し，評価者として認定される必要がある．

2．A-QOAの信頼性と妥当性

A-QOAは，次のステップを経て開発がすすめられてきた[5]．まず，認知症を専門とする熟練作業療法士に「対象者のどのような言動から活動の意味や効果を判断しているか」をインタビューし，質的に分析した結果，25個の観察項目を抽出した[6]．次に，それら観察項目の妥当性を，同じく

表1．A-QOAの観察項目

活動の遂行	活動時の感情表出
1. 活動を開始する 2. 活動の対象に視線を向ける 3. 活動の対象に体を位置づける 4. 活動を継続する 5. 活動に集中する 6. 活動に関わる知識や技術を示す 7. 活動中に内容を選択する／好みを示す 8. 活動が円滑に進むように工夫する	12. 笑顔が見られる 13. 高揚する
	他者との関わり
	14. 活動を通して交流する 15. 一緒に協調して活動する 16. 活動に関係した知識・技術を教える 17. 他者に意思を伝える 18. 他者を思いやる 19. 活動から喚起される感情を他者と共有する
活動の結果	**言語表出**
9. 活動の結果として満足感を得る 10. 有能感を得る 11. 次の活動への意欲を示す	20. 発語の流暢さがある 21. 回想する

表2．A-QOAのプロビット値の解釈

プロビット値範囲	活動の状態	活動との結びつきの強さ
0.0〜1.0	非常に悪い	極めて弱い
1.0〜2.0	悪い	弱い
2.0〜3.0	平均的	平均的
3.0〜4.0	良い	強い
4.0〜5.0	非常に良い	極めて強い

認知症を専門とする作業療法士に対してデルファイ法を用いたアンケート調査を行い確認した．そして，それらの観察の視点を用いて活動の質を評価するためのマニュアルと評価表を作成し，これらを用いた評価方法を学ぶ講習会を開催した．その参加者の協力を得て集められた認知症の人に対するA-QOAの評価データをラッシュ分析にかけることで，現在の21項目の視点で評価するツールとして完成した[7]．これら一連の研究を通して，A-QOAは内容妥当性，構成概念妥当性，分別信頼性(separation reliability)が確認された．現在は評価者内・間信頼性，基準関連妥当性の検証を進めている．

QOLを高めるA-QOAの活用方法

認知症の人のQOLを高めるためのA-QOAの活用法は主に3つある．

1つ目は，支援の初期にその人にとって意味や価値のある活動を特定するための評価として活用する方法である．具体的には，認知症の人が興味や関心を持ちそうな活動，あるいは過去に行ってきた馴染みのある活動を，その人の能力に見合う形に調整して提供し，A-QOAの観察項目の視点で観察したり，実際に採点したりする．そして，重視する観察項目の得点や総合得点をもとに，どの活動が本人にとって意味や価値があるかを特定する方法が考えられる．

2つ目は，支援計画の立案に役立てる方法である．具体的には，A-QOAの評価結果を受けて，観察項目のなかで得点が低いところを高める支援計画を立てることが考えられる．例えば，**表1**の「活動を継続する」や「活動に集中する」の項目の得点が低く，その要因が周囲の雑音や目障りな人の動きのようなものと考えられれば，環境を調整する計画を立てる．あるいは，「満足感を得る」「有能感を得る」や「他者を思いやる」の項目の得点が低い場合は，他者の役に立ったり，貢献できるように活動の難易度や環境を調整したり，人から称賛される機会を設定する計画を立てることが考えられる．

3つ目は，介入の成果測定として用いる方法である．特定された活動を，日常のセラピーやレクリエーション，あるいは生活のなかに織り込んで，活動の難易度を変えたり，環境や時間，援助方法を変えたりしながら一定期間提供した後にA-QOAを使って再評価することにより，活動に従事しているときの状態がどの程度，どのように向上したのかを，具体的な言葉や数値として示すことができる．これは専門職として行った支援や介入の妥当性を支持する根拠として活用できることを意味する．

A-QOAを活用する利点

認知症ケアにおいてA-QOAを活用する利点の1つは，上述の通り，自身の思いをうまく語れない認知症の人に対して，意味や価値があり，QOLを高めるような活動を特定したり，活動に従事することによる効果や影響を明示するのを助けてくれることである．21個の観察項目を用いれば，活動からどのような影響を受け，その活動にどのような意味があるのかを言葉で説明することができる．例えば，幼稚な活動だとして否定されがちな塗り絵であっても，絵の種類や難易度，時間やメンバー，声かけの方法を工夫することにより，認知症の人が自ら作業療法室に入室してきて，道具や材料を主体的に準備して「活動を開始」したり，濃淡や色を「工夫」して「知識や技術」を示したり，絵にまつわる話が次々と「流暢に語られたり」，主体的に隣の人の絵を褒めて「思いやり」や「協調性」を見せたり，自分の絵の仕上がりを褒められることで「満足感」「有能感」を得たりしている様子が観察されれば，それらの言葉を用いて，その活動に取り組むことの意味を説明することができる．

利点のもう1つは，標準化された値であるプロビット値を用いることによって，どの程度活動との結びつきが強く，良い状態で活動を行えているのか，あるいは介入の成果がどの程度あったのかを客観的に示せることである．これは，新たな治療法や介入法を開発する際の効果検証の指標として活用できることを意味する．重要な点は，A-QOA を用いて特定された活動をセラピーやグループ活動のみならず，可能な限り日常生活のなかに織り込むことである．例えば，塗り絵を楽しみにしている人には，夕方の退屈になる時間帯にも実施できるケアの体制を整えたり，家事が意味のある活動だと特定された人には，コップ洗いやタオル畳みの作業を役割的に担ってもらったりすることが例として挙げられる．このように日々の生活のなかに A-QOA の得点が高くなるような活動を織り込むことが可能となれば，その人の QOL をより一層高めることが可能となる．

A-QOA の活用事例

A さん，70 代，女性．血管性認知症．夫に先立たれ独居生活を送っていたが，3 年前に脳梗塞を発症し，病院，老人保健施設を経てグループホームに入所してきた．入所時，改訂長谷川式認知症スケール（HDS-R）は 9 点で見当識，遅延再生に著明な障害があった．日本語版 NPI-NH（neuropsychiatric inventory in nursing home version）は 38 点で妄想，うつ，不安，無関心，異常行動（徘徊）が認められた．日本語版 DEMQOL-Proxy は 80 点で過去 1 週間の気分，日常生活の領域で低得点であった．なお，日本語版 NPI の得点範囲は 0～120 点で，得点が高いほど行動心理症状が重度であることを意味し，日本語版 DEMQOL-Proxy の得点範囲は 31～124 点で，得点が高いほど良好な QOL であることを意味する．いずれの評価尺度も本邦での信頼性と妥当性が確認されている[8)9)]．入所当初，老人保健施設での無気力な生活が続いたこともあり，A さんは無為に過ごすことが多かった．そこで A さんが生き生きと取り組める活動を特定するために A-QOA を用いることとした．

まずは，日ごろ入所者が行っている貼り絵の活動を，参加者と一緒にするよう誘ったところ，最初は拒否して参加しようとしなかったが，材料などを見せながら誘いを続けるとしぶしぶ受け入れ参加した．スタッフが貼り絵の作業内容を簡単に説明し席を離れると，黙って糊付け作業をはじめたものの，すぐに手が止まり周囲をキョロキョロ見渡し始めた．前席に座っている女性から話しかけられても，その内容を理解できなかった様子で適当に相づちを打ってごまかしていた．そして「できない」と言い，下を向いて泣きはじめ，「迷子になったの．父や母が私を探していると思う」と語り，席を立って徘徊を始めた．このときの様子を A-QOA で採点するとプロビット値は 0.93 probit だった．プロビット値からは非常に悪い状態であり，活動との結びつきが非常に弱いと判断された．

そこで，A さんが過去に行ってきた馴染みのある活動に取り組んでみることとした．県外に住む A さんの娘に話を聞いたところ，過去に呉服屋で長らく働いていたことを教えてくれた．その話を A さんに尋ねてみると，過去に呉服屋で仕立ての仕事をしていたことや，高校を卒業してすぐに就職したこと，たまに着付けを行っていたことを話してくれた．そこで，A さんに女性職員を対象に着付けをしてみせて欲しいとお願いしたところ，「できるかどうかわからない」と言い，あまり乗り気ではなかったが，職員が手伝いながら一緒に行うことを伝えると，納得して引き受けてくれた．

数日後，着物や小物を準備し，A さんに着付けの手本をお願いしたところ「私がしてあげるよ」と言い，強い関心を示して主体的に歩いて着物が置いてある場所に移動した．小物を手に取りながら，「これが帯締めね」などと小物の名前を憶えており，職員に教えてくれながら作業を進めていった．さらに「後ろ向いてちょうだい」と円滑に作業が進むよう工夫したり，「ここを押さえてちょうだい」と職員に指示を出したりしながら，「集中が途切れることなく」着付けの作業を完了した．そして，着物を着た女性職員の姿を見て「素敵ねぇ」と笑顔をみせながら思いやりのある言葉をかけたり，職員から着付けの腕前を褒められ「いえいえ，なんとかできたわ．若いときに戻りたい」と謙遜しながらも満足げな表情と有能感を感じている様子を示した．さらに，呉服屋では仕立て作業を主に担っていたことや，正月には着物を着て過ごしていたことを回想しながら語ってくれた．

この活動をA-QOAで評価するとプロビット値は4.81 probitとなり，表1の項目では，「活動に関わる知識や技術を示す」「活動の結果として満足感を得る」「有能感を得る」「活動を通して交流する」「一緒に協調して活動する」「発語の流暢さがある」などの項目で高い得点を示した．

A-QOAの得点からみても，着付けは貼り絵よりもAさんにとってはるかに意味や価値のある活動であることがわかった．そのため，Aさんには，月に1度のグループホームの誕生会や，敬老会などのイベントの際に，着付けの作業を行ってもらうこととした．また，Aさんが着付けの活動を行っているときの写真や，着物の小物の写真をミニアルバムに貼り，日ごろから着付けにまつわる会話ができるよう，デイルームに置くこととした．

このような活動を通して自信を取り戻したAさんには，日ごろから茶碗を拭いたり，タオルを畳むなどの役割的な活動にも従事してもらう取り組みを行った．その結果，日本語版NPI-NHでは妄想，うつ，不安，無関心，異常行動（徘徊）の項目で頻度が週1回程度となり，総合得点は38点から10点に大きく減少した．DEMQOL-Proxyでは，「過去1週間の気分」の領域で，心配，悲しみ，生き生きしているなどの項目で変化がみられ，また，「過去1週間の日常生活」の領域で，何かをするときに役に立てないことなどの項目で変化がみられた．総合得点は80点から98点になり，AさんのQOLが高まったことが示された．

認知症の人にとって意味や価値のある活動に焦点を当てた作業療法では，訪問によって本人と家族に支援，指導することで両者のQOLが高まることはメタアナリシス[10]によって明らかとなっているが，グループホームにおいても介護職員と協働することで認知症の人のQOLが高まることがわかった．

おわりに

今回，A-QOAの活用による認知症の人のQOLを高めるための方法について解説した．冒頭で述べたように，QOLを高めるためには，その人にとって意味や価値のある活動と結びつくことが大切であるが，その活動を特定したり，効果を明示するのにA-QOAは活用できる．しかし，A-QOAはあくまでも評価ツールであるため，これを用いただけでは，認知症の人の活動の質やQOLは高まらない．やはり，支援者がA-QOAによる評価結果をもとに，具体的に支援する技術を身につける必要がある．その支援技術については，白井ら[11]が「活動の質を高める要因」として分析しているので，参照されたい．A-QOAは，まだ開発途上にあるため，今後は認知症の人に対する臨床での実装可能性や有効性の検証を進めていきたい．

文　献

1) 前田展弘：QOL（Quality of Life）研究の潮流と展望―ジェロントロジーの視点を中心に―．ニッセイ基礎研REPORT，**153**：32-37，2009．
2) Reitz M, et al：Health promotion theories. Schell B, et al. ed, Willard & Spackman's Occupational Therapy 13th ed, pp. 675-692, Wolters Kluwer Health, 2019.
3) American Occupational Therapy Association：Occupational Therapy Practice Framework：Domain and Process Fourth Edition. *Am J Occup Ther*, **74**, 7412410010p1-7412410010p87, 2020.
4) Piersol C, et al：Occupational Therapy Practice Guidelines for Adults with Alzheimer's Disease and Related Major Neurocognitive Disorders, American Occupational Therapy Association, Incorporated, 2017.
5) 小川真寛ほか：活動の質評価法（A-QOA）開発の取り組み．作療ジャーナル，**54**：88-91，2020．
6) Ogawa M, et al：A Qualitative Study to Explore Ways to Observe Results of Engaging Activities in Clients with Dementia. *Occup Ther Int*, 7513875, 2017.

Summary 熟練作業療法士へのインタビューにより，認知症の人が行う活動の意味や効果を判断する視点を明らかにした質的研究.

7) Ogawa M, et al : Rasch Analysis of the Assessment of Quality of Activities (A-QOA), an Observational Tool for Clients With Dementia. *Am J Occup Ther*, **75**(1) : 7501205040p1-7501205040p9, 2020.

Summary Rasch 分析により A-QOA の構成概念妥当性と分別信頼性(separation reliability)を立証した研究.

8) 繁信和恵ほか：日本語版 NPI-NH の妥当性と信頼性の検討. *Brain Nerve*, **60** : 1463-1469, 2008.

9) Niikawa H, et al : Reliability and validity of the Japanese version of a self-report (DEMQOL) and carer proxy (DEMQOL-PROXY) measure of health-related quality of life in people with dementia. *Geriatr Gerontol Int*, **19**(6) : 487-491, 2019.

10) Bennett S, et al : Occupational therapy for people with dementia and their family carers provided at home : a systematic review and meta-analysis. *BMJ Open*, **9**(11), e026308, 2019.

11) 白井はる奈ほか：認知症のある人の活動の質を高める要因の検討. 佛教大学保健医療技術学部論集, **15** : 3-14, 2021.

MB Med Reha No.273：25-31, 2022

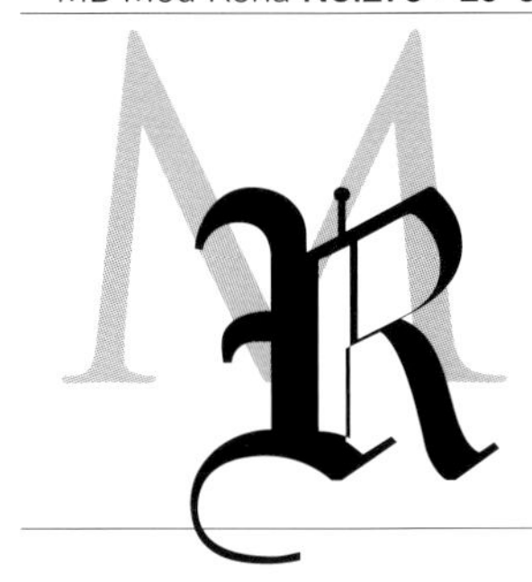

特集／認知症の人の生活を考える―患者・家族のQOLのために―

認知症のある人のウェルビーイングを高める実践

白井はる奈*

Abstract　認知症のある人のウェルビーイングを高めるには，心理的ニーズを満たすことが必要である．本稿では，ニーズの１つであるOccupation（たずさわること）に着目し，よい活動に参加することの重要性と，活動の質の高め方について論じた．行うことで苦痛や不安を感じ，ウェルビーイングが低下するのであれば，それは治療とはいえない．人は意味のある，よい活動に参加できることでウェルビーイングが高まる．支援者は，認知症のある人が楽しんだり，喜んだり，没頭したり，心が動くような時間が持てるように，活動を選択し，環境設定やかかわり方を工夫し，活動の質を高めなければならない．すべての支援者が，"今，ここで起きていること"をどれだけよい時間にするか，という視点を心に留め，質の高い活動をともに行い，よいコミュニケーションをとることで，認知症のある人のウェルビーイングは高まる．

Key words　認知症のある人（person living with dementia），ウェルビーイング（wellbeing），活動の質（quality of activities），コミュニケーション（communication）

はじめに

筆者は，作業療法士として，何を目標に置いて認知症のある人を支援するべきか悩んでいた時期がある．先行研究において，「介入によりMMSE mini-mental state examination：ミニメンタルステート検査が○点上昇した」，などの記述を読み，その点数の上昇は，本人にとって本当に意味，価値のあるものなのかもやもやしていた．自分自身は，「笑顔でその人らしく過ごしていただきたい」との思いを持っていたが，曖昧であり，効果判定もしづらいことにももやもやしていた．そんなとき，2001年に，イギリスの作業療法士が書いた『Wellbeing IN DEMENTIA An Occupational Approach for Therapists and Carers』[1]という本に出会い，支援の目指すべき方向性がみえてきた感覚を持った．著者の１人であるMayは，パーソン・センタード・ケアの提唱者，Kitwoodと一緒に研究を行ってきた作業療法士である．この本との出会いからしばらくして，2005年に認知症介護研究・研修大府センターで，パーソン・センタード・ケアと認知症ケアマッピング基礎コースの講習会に参加することができた．そのとき，私は認知症のある人のウェルビーイングを高めることを支援の目標として大切にしていきたい，と目指すべき方向性が定まった．数か月後，私はイギリスで認知症ケアマッピング上級コースを受講し，Mayに会うことができ，上述の本を翻訳させていただくことが決まり，2007年に訳本[2]を出版した．本稿では，認知症のある人のウェルビーイングを高める実践について，作業療法士の視点から述べさせていただく．

* Haruna SHIRAI，〒604-8418 京都府京都市中京区西ノ京東栂尾町７　佛教大学保健医療技術学部作業療法学科，准教授

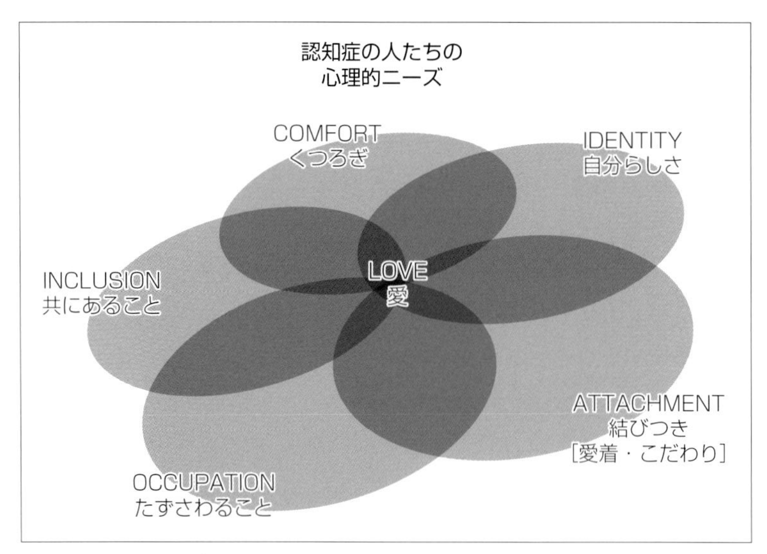

図 1. 認知症の人たちの心理的ニーズ(文献 7 より引用)

ウェルビーイングとは

world federation of occupational therapists(世界作業療法士連盟：WFOT)による作業療法の定義[3]の冒頭には,「Occupational therapy is a client-centred health profession concerned with promoting health and wellbeing through occupation.」と書かれている．wellbeing とは，幸福と訳されることが多いが，wellbeing は，well(よい)being(状態)と考えると理解しやすいかと思う．英英辞書[4]によると，wellbeing は，a feeling of being comfortable, healthy and happy と書かれている．

幸福学の研究者である大石[5]は,「幸福や心の健康を指して，英語ではハッピネスと並んでウェルビーイングという言葉が使われることが多い．ウェルビーイングの意味を理解するには，どういう状態がウェルである(being well)なのかを理解しなければならない．それは何をもって「良い状態」かという哲学的な問題にまで遡って考えるということでもある．」と述べている．また，アリストテレスは，人生の最終目標は幸せ以外にありえないと断言し，自分の能力がフルに発揮されていることを理解してくれる存在の必要性を説き，友人やパートナーとともに好きな活動を行うことが1番の幸せだとも述べているとのことである[5]．これは，認知症があろうとなかろうと，老若男女すべてにおいていえることであり，その人の好きな活動がその人らしく行えるように支援する作業療法士にとって，礎ともなる言葉である．

また，Dalai Lama[6]は,「わたしたちがするべきことは，病気の人や苦しんでいる人に自分は無力なのだと感じさせないことです．拒絶感や孤独感を決して抱かせないことです．愛と思いやりだけはだれにとっても必要なものなのです．相手がどこのだれであろうと，他人を愛し，他人の権利と尊厳に敬意を払うこと，それがわたしたちに必要なもののすべてです．」と述べており，これは後述する，認知症のある人の心理的ニーズとも共通する．

まずは我々支援者が，目の前の人が乳児であれ，高齢者であれ，終末期にいる人であれ，認知症があろうとなかろうと，年齢や身体の状態がいかなる状態であっても，環境や支援者のかかわり方次第で，その時のウェルビーイングを高めることができる，ということを確信する必要がある．

認知症の人の心理的ニーズ

ではどうすれば，認知症のある人のウェルビーイングを高めることができるのか．Kitwood は，認知症のある人を何千時間にもわたって観察し，認知症のある人の心理的ニーズを整理した[7](**図**

表 1. よい状態，よくない状態のサイン

よい状態のサイン	よくない状態のサイン
・思っていることを表現できる	・悲しみや悲痛を感じているときに放置されている
・体がゆったりしている	・怒りの感情の持続
・周囲の人に対する思いやりがある	・不安な状態
・ユーモアがある	・恐怖を感じている
・創造的な自己表現ができる	・退屈している
・喜びの表現	・力のある他人に抵抗することが困難
・人に何かしてあげようとする	・諦めている
・自分から社会とも接触を持つ	・身体的な不快感や苦痛がある
・愛情を示す	・体が緊張しこわばっている
・自尊心がある(清潔や整理，身だしなみに関心を持つ)	・動揺し興奮している
・あらゆる種類の感情を表現する	・周囲の出来事に無関心
・他の認知症を持つ人たちを受容し，わかり合う	・引きこもっている
	・文化的に疎外されている

1)．ニーズを理解し，ニーズを満たすことでウェルビーイングを高められると考えたのである．

認知症のある人は「love：愛」を中心に，「comfort：くつろぎ」，「identity：自分らしさ」，「attachment：結びつき(愛着・こだわり)」，「occupation：たずさわること」，「inclusion：共にあること」といったニーズを持っていると考えた．また，Kitwoodはウェルビーイング(wellbeing：よい状態)とイルビーイング(illbeing：よくない状態)のサインについても整理し(**表1**)，観察から認知症のある人の行動とウェルビーイング度を評価する，認知症ケアマッピング[8]を考案した．

認知症のある人のニーズとして，どれも大切なものではあるが，筆者が作業療法士であることから，occupationの大切さと，支援の方法について述べる．(ご存じの方も多いとは思うが，作業療法は英語でoccupational therapyといい，occupationが語源となっている)

Occupation(活動・たずさわること)の大切さ

上述したWFOTのOTの定義の続きには，「The primary goal of occupational therapy is to enable people to participate in the activities of everyday life.」[3]と書かれており，毎日の活動に参加することが，第1の目標であるとされている．作業療法士のいう「活動」とは，日常生活活動，仕事，趣味活動など，様々なものを指している．ひとは意味のある活動に参加することで，心地よさ，楽しさ，達成感，自己肯定感，自分らしさを感じたり，また活動を通じて他者と交流することでつながりや役割や貢献感を感じることができる．本人が満足のいく活動に参加できると，「comfort：くつろぎ」，「identity：自分らしさ」，「attachment：結びつき(愛着・こだわり)」，「inclusion：共にあること」といったニーズも満たされることが多い．ただし，よい活動に参加，という点が大切で，“認知機能低下予防”という目的で，本人はやりたくもないのに1000ピースのパズルや計算ドリルを行うことを強要されると，簡単に「よくない状態」になってしまうのは，自分事に置き換えても容易に想像できるだろう．食事をとる，歯を磨く，散歩をする，料理をする…それらが本当によい状態で行えているのか，それらを行うことが，今，目の前にいるその人の快適で幸せな生活のためになっているのかを自問する必要がある[9]．

活動の質を高める

ただ何か活動を行えばウェルビーイングが高まるわけではない．何をするかという活動の選択だけでなく，誰とするか，どんな環境で行うか，援助者がどのようなかかわり方をするかなども，大

表 2. 活動の質を高める 20 のポイント

活動を選択するための 4 つのポイント
1：活動を選択するための 4 つのポイント
1-1　興味・関心のある活動を選択する
1-2　心が動く活動を選択する
1-3　身体・認知機能に合った活動を選択する
1-4　能力に合わせて調整できる活動を選択する
選択した活動の質を高める 13 のポイント
2：活動時の環境調整の 4 つのポイント
2-1　快適な環境にする
2-2　集中できる環境にする
2-3　活動しやすい姿勢になるように設定する
2-4　メンバー構成を考える
3：活動を始めるときの 5 つのポイント
3-1　無理強いをしない
3-2　機能や関心に合わせた活動の準備を行う
3-3　活動の見通しを伝える
3-4　主体的に活動内容や方法を選択できるようにする
3-5　活動を行う手がかりを提供する
4：活動中の 4 つのポイント
4-1　心が動く交流が促進されるようにかかわる
4-2　失敗しないような手がかりを提供する
4-3　認められるような機会をつくる
4-4　1 人ひとりに目を配り，適時，個別にかかわる
活動後の 3 つのポイント
5：活動後の 3 つのポイント
5-1　賞賛される機会をつくる
5-2　発見したことを他スタッフや家族に伝える
5-3　生活のなかに活動の質の高い活動(方法)を組み込む

きく活動の質を左右する．繁田[10]も，活動参加の動機づけを左右するものとして，活動内容，行う前の事前説明や雰囲気づくり，どのような場面や状況で提供するか，本人の活動の経験の有無や得手・不得手，他の参加者の取り組む姿勢など，様々なものによって左右されるとしている．

筆者らは数年前から，活動の質という概念に着目し，活動の質評価法(A-QOA；assessment of quality of activities)を開発してきた[11,12](A-QOA の詳細については，本誌の西田らの論文(pp. 19～24)をご参照いただきたい)．そして，どうすれば活動の質を高めることができるのかを研究[13]し，活動の質を高めるポイントを 20 に整理した(**表 2**)．まず大切なことは，本人の想いを尊重し，尊厳を守り，嫌なことは無理強いしないことである．認知症がなければ，本当はやりたくないことも「将来のためといわれるなら，今は我慢して指示されたことをやろう」と自分に言い聞かせて折り合いをつけられるかもしれない．しかし，認知症があると，そのように考えることが難しくなるので，「今，ここ」をよい状態で過ごせるように支援することが大切である．「訓練」として強要されるのではなく，好きなことを安心できる人と行うことで自己肯定感も高まり，生活が充実し，結果的に心身機能の維持にもつながるのではないだろうか．繁田がいうように，認知症治療の真の目標は，希望を持って笑顔で毎日を過ごせること，生きがいや趣味を持ち続けられること，家庭や地域のなかで役割を果たせることであり，「本人が自信を失わないように接すること」「できないことを無理にさせないこと」がかかわりの大原則[14]なのである．

本人の興味・関心のあることは何か，心が動くことは何かを知るためには，本人のことをよく理解し，チームで情報共有する必要がある．1 人ひとりが大切にしていること，誇りに思っていること，仕事や役割，頑張ってきたこと，特技，習慣，気分転換になること，好きな音楽，好きな食べ物…いわゆるICFでいうところの「個人因子」を把握することが大切である．認知機能検査で本人の認知機能を把握することも大切かもしれないが，本人の想いやその人らしさを理解できないと，その人が楽しめる，心が動く活動を提供することはできない．

また，万人にとって共通する心地いいと思うこと，心が動くこともあるだろう．青空を眺める，爽やかな風を感じて散歩する，秋の虫の声を聴く，ゆったりとお風呂に入ってリラックスする…．そのような些細に思えるようなことも，その人のウェルビーイングを高めるという意識を持ち，生活のなかに取り入れることも大切である．

良いコミュニケーションを

ウェルビーイングは，支援者の本人へのかかわり方に大きく左右される．レビー小体型認知症だった祖父が入院していたとき，筆者が面会に行くと，スタッフが祖父に対して，「このお孫さんの名前思い出せる？」「今日は何月何日かわかる？」と尋ねていた．おそらく認知機能訓練という意味合いだったと思われるが，祖父のプライドを守るために，間髪入れずにいつも私が答えていた．祖父はもどかしかっただろうし，筆者自身も悲しかった．また，筆者が20歳台の頃，カナダに留学していたときに，大学寮のあるルームメイトの英語が早くてわからなかった．「すみません．もう1度ゆっくり言ってもらえますか」と言ったときに，嫌な顔をして大きなため息をつかれ，悲しい思いをしたことがある．英語でコミュニケーションを取ることがしばらく怖くなり，相手の言動で，感情も，モチベーションも，生活も変わることを実感した．

認知症があると，うまく自分の想いを伝えられなくて，また相手の言葉もうまく理解できなくてもどかしい思い，悲しい思いをすることが多いだろう．支援者は，自分自身の言動(言葉，姿勢，表情，ボディランゲージ，目線，声の大きさ，速さなど)が相手にどのようなサインとして伝わっているか，どのような影響を与えているかを顧みながらかかわることが必要である．

活動を一緒に行う際にも，見通しを伝えて安心してもらったり，失敗を未然に防ぐようなさりげない声かけを行ったり，活動を一緒に楽しみ，喜び合うような声かけを行うことで，ウェルビーイングが高まる．認知症が重度になり，言語的なコミュニケーションが難しくなってくると，非言語的なコミュニケーションがより重要になってくる．言葉のやり取りが難しくても，声の高低や表情をミラーリングすることで気持ちをやり取りし，共有することが可能である．支援者が笑顔でかかわることで，認知症のある人のウェルビーイングが高まることも明らかになっている[15]．人は誰しも尊重されたいという想いを持っている．どうせわからないだろう，という気持ちはどこかで絶対ににじみ出てしまうので，本人のことを尊重し，想いと言動を一致させることが大切である．

支援者が元気でいること

上述したように，本人のウェルビーイングは，支援者の本人へのかかわり方に大きく左右される．しかし，支援者に心の余裕がないと，良いかかわりができない．

コロナ禍の折，小学校休校，保育園も登園自粛で，筆者は2人の子どもが家にいるなかでの在宅勤務やオンライン授業を行っていた．それはかなりストレスで，ついイライラしてしまい，仕事中に何度も話しかけてくる子どもに「ちょっと黙ってて！」と大きな声を出してしまったことがある．涙を浮かべながら寝てしまった息子をみて，自己嫌悪で私も泣いてしまった．このことを友人に打ち明けると，「大丈夫．子どもはわかってくれるから．こんな状況ではイライラして当たり前だよ．よく頑張ってるよ．」と言ってくれて救われた．共感し，受け止めてくれる友人の存在に救われ，家族介護者，支援者のストレスコーピング，健康管理，ソーシャルサポートの大切さを実感した．

認知症のある人を支援する人の心身が健康でないと，余裕のある支援ができない．家族介護者が，心に余裕を持って認知症のある人を介護できるように，家族支援を行うことも専門職の重要な仕事である．

支援者である専門職は，いつも安定したかかわりができるように，ストレスを1人で抱え込まないことが重要である．村田[16]は，援助者の援助の大切さを述べている．村瀬[17]は，専門職のフォーマルな話し合いも大事だが，洗面所で手を拭きながら数分のやり取りのなかで，自分の着想や迷いを言葉にし，何か励みになるコメントが返るといったことも大事なことだと述べている．お互いがお互いを気にかけ合うこと，気にかけていることを伝え合うことがまずは職場内でのソーシャルサポートの第1歩かと思う．まずは我々支援者が元気でいることが，認知症のある人のウェルビーイングを高めることにもつながってくると思う．

今，ここを大切に

認知症の夫を介護する中川[18]は，「認知症をもつ人の人生が，豊かで幸せなものになるかどうかは，『今まさに生きている人生』の質に左右されます．夫を見ていると，それがよくわかります．“今，この時，ここで起きていること”が夫の幸福感を左右しています．自分のニーズが満たされるか否かが，夫の一日がハッピーで“ご機嫌よく過ごせる”ものになるか，不愉快なものになるかの分かれ目です．これはまさに雲泥の差をもたらすと言えます．」と述べている．

認知症のある人のことをよく観察し，今，何を感じておられるのか，何を求めておられるのかを想像することがまず大切である．その人にとっての充実した「今」を積み重ねることで，心身機能が低下しても，認知症の人のウェルビーイングは高まるのである．

おわりに

Perrinら[2]は，「ウェルビーイングが低下するならば，治療とよぶことはできない」と言い切っている．認知症のある人の治療，ケアには様々なものがあるが，“今，このとき，ここで起きていること”をどれだけよい時間にするか，という視点を心に留め，質の高い活動をともに行い，良いコミュニケーションをとることで，認知症のある人のウェルビーイングは高まる．先のことを考えながらも，すべての専門職がウェルビーイングの視点を持ち，「今，ここ」に焦点を当てたかかわりが望まれる．

文　献

1) Perrin T, et al：Wellbeing IN DEMENTIA An Occupational Approach for Therapists and Carers, Churchill Livingstone, 1999.
Summary 認知症のある人のウェルビーイングを高めるセラピーについて，作業療法だけでなく，哲学や発達心理学の視点からも論じた書籍．
2) Perrin T，May H：白井壯一ほか(訳)，認知症へのアプローチ　ウェルビーイングを高める作業療法的視点，エルゼビア・ジャパン，2007.
3) 日本作業療法士協会：作業療法の定義(WFOT 2012) Definition of Occupational Therapy 2012,〔https://www.jaot.or.jp/wfot/wfot_definition/〕(2021年9月27日閲覧).
4) ロングマン現代英英辞典：well-being,〔https://www.ldoceonline.com/jp/dictionary/well-being〕(2021年9月27日閲覧).
5) 大石繁宏：幸せを科学する　心理学からわかったこと，新曜社，2009.
Summary 幸せとは何かについて論じ，幸せを左右する因子や幸せになるための介入について多くの心理学研究をレビューした書籍．
6) His Holiness the Dalai Lama：塩原通緒(訳)，幸福論，角川春樹事務所，2000.
7) 水野　裕：実践パーソン・センタード・ケア　認知症をもつ人たちの支援のために，ワールドプランニング，2008.
Summary パーソン・センタード・ケア認定トレーナである精神科医によって書かれた入門書．

8) 水野　裕：Quality of Careをどう考えるか　Dementia Care Mapping(DCM)をめぐって．老年精医誌，**15**(12)：1384-1391，2004.
9) 白井はる奈，白井壯一：認知症の人のウェルビーイングを高める援助とは．作療ジャーナル，**44**：383-387，2010.
10) 繁田雅弘：高齢者や認知症の人が知的活動を継続するには．老年精医誌，**28**：51-55，2017.
11) Ogawa M, et al：Rasch Analysis of the Assessment of Quality of Activities (A-QOA), an Observational Tool for Clients With Dementia. *Am J of Occup Ther*, **75**(1)：7501205040p1-7501205040p9, 2021.
12) 小川真寛ほか：活動の質評価法(A-QOA)開発の取り組み．作療ジャーナル，**54**：88-91，2020.
13) 白井はる奈ほか：認知症のある人の活動の質を高める要因の検討．佛教大学保健医療技術学部論，**15**：3-14，2021.
14) 繁田雅弘：治療の「真の目標」を目指し本人・家族の思いを受け止める．おはよう，**21**(30)：16-17，2019.
15) 白井はる奈ほか：介入者が認知症高齢者に笑顔でかかわることの効果　―笑顔度，笑顔表出時間，ウェルビーイング度を指標とした分析―．作療ジャーナル，**55**：505-510，2021.
16) 村田久行：援助者の援助　支持的スーパービジョンの理論と実際，川島書店，2010.
17) 村瀬嘉代子：小さな贈り物　傷ついたこころにより添って，創元社，2004.
18) May H, et al：水野　裕(監訳)，認知症と共に生きる人たちのためのパーソン・センタードなケアプランニング，クリエイツかもがわ，2016.

MB Med Reha No.273：32-37, 2022

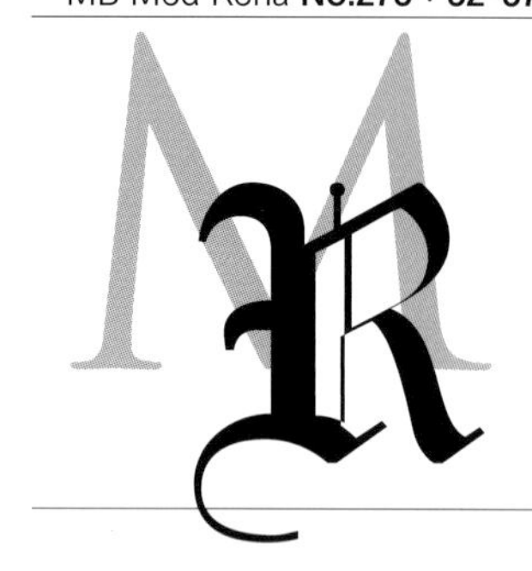

特集／認知症の人の生活を考える―患者・家族のQOLのために―

軽度認知障害の人に対する自動車運転とQOL

藤田佳男*

Abstract　地域で生活する高齢者の自動車運転を含む移動は，生活維持およびQOLの維持・向上に重要である．しかし高齢者の引き起こす交通事故が社会的に注目を集め，高齢運転者に対する免許制度の改正を中心とした様々な対策が実施されている．軽度認知障害は，特に視空間認知機能，注意機能が運転適性に直接影響を及ぼし，相対的に非健忘型のリスクが高いと考えられる．加えて高齢者特有の高い自己評価も問題となる．指導のポイントは対象者によって異なるものの，まず高齢運転者全体のリスクについて説明し，検査結果に基づいた対象者固有のリスクを説明する．また運転に支障のある病気に罹患している場合は，警察で相談するよう指導する．免許返納や補償運転に導く方法として，評価に基づいた情報提供と対処案を，保健医療従事者とともに考えるリスクコミュニケーションを用いた指導方法がある．免許返納となる場合は，その影響が少なくなるよう適切な情報提供を行う．

Key words　運転適性(fitness to drive)，非健忘性MCI(non-amnestic MCI)，自己認識(self-awareness)，リスクコミュニケーション(risk communication)

はじめに

高齢者や運転に影響のある病気を持つ運転者の事故が社会的に注目され，事故を起こした者に厳しい目が向けられている．一方，地方や都市近郊でも公共交通が乏しい地域では，生活のために自家用車を利用する以外の選択肢がない地域も少なくない．それゆえ，高齢者とその家族にとって，いつまで運転を続けるのか？は悩ましい問題である．しかし，この問題に対して，保健医療従事者が適切に答えることは容易でない．それは自動車の運転という作業が複合的・複雑な手順を含む作業であることや，道路交通の状況によって大きく課題難易度が変化することが原因として挙げられる．また，医療機関でリハビリテーションとして運転が広く行われるようになったのは最近であり，制度やシステムが未整備であることや，保健医療従事者自身が社会的責任を伴う作業にかかわるという不安も影響していると考えられる．本稿では，軽度認知機能障害を持つ者を含んだ高齢者の運転が，そのQOLなどに及ぼす影響，制度面と運転リハビリテーションに関する基礎的な情報提供を行う．

運転や地域での移動とQOL

世界保健機関(WHO)が国際比較を念頭に作成したWHOQOL調査票では，生活の質(以下，QOLと略す)を，身体的領域，心理的領域，自立のレベル，社会的関係，環境，精神性／宗教的／信念の6領域で構成している[1]．この設問には「周辺の交通の便」など運転や地域での移動に直接関連する設問のほかに，移動の自由が影響を及ぼす設問が複数あり，QOLに多大な影響を及ぼすことがわかる．自らの意思で自律的に移動する権利

* Yoshio FUJITA，〒260-0801 千葉県千葉市中央区仁戸名町645-1　千葉県立保健医療大学健康科学部リハビリテーション学科作業療法学専攻，准教授／慶應義塾大学医学部精神神経科学教室，特任助教

は「交通権」と呼ばれるが，1980年代から90年代にかけて，主にフランスやアメリカで総合的な交通法や政策が制定され，社会的な権利として位置づけられた．一方，本邦では2013年に交通政策基本法が成立しているが，移動の自由などについての文言は記載されず，権利の保障にまで言及されていない．それゆえ本邦の行政機関には，自動車の運転を含む移動の自由を基本的人権に準じて重視する枠組み自体が存在しない．

地域で生活する高齢者にとっての移動は，生活に必要な物品を買いに行くためや，病院への通院などの生活維持としての側面が大きいと考えられるが，それ以外にも孫や友人に会うなどの社会的コミュニケーションを行う目的での移動なども対象者にとって重要な意味を持ち，QOLを維持・向上させると考えられる．さらに，75歳以上の高齢免許保有者のうち，32.2％が「仕事のため運転を継続する」(運転する目的に対する複数回答)などの報告[2]もあり，地方を中心に高齢者が経済活動を継続するために運転する側面も見逃せない．このように，自動車の運転を中心とした地域での移動性(以下，モビリティ)は，対象者にとって，やりたい，および，やらなければならない生活行為にアクセスするための必須条件である．また自家用車を用いた運転は，これらのような「手段」としての移動だけでなく，運転すること自体や好きな車を所有することの喜びなど，「目的」としての移動や所有という側面も少なくないと考えられる．しかし，自動車を運転しない移動困難者の地域でのモビリティは，公共交通の充実に大きく左右されるため，地方では生活維持のために住み慣れた地域を離れざるを得ない事例もみられる．

高齢者に関する免許制度

警察庁は高齢運転者対策として1998年より，高齢免許保有者に対する更新時講習を開始した．2009年には75歳以上の免許更新者に対して更新時認知機能検査が義務づけられ，2017年にはこの検査の結果，認知機能が低下している者すべてに加え，特定の違反行為があった高齢者にも，医師診断書の提出が義務づけられた．これにより認知症である，との診断がなされると運転免許は更新できない．また，認知症ではないが認知機能の低下があると診断された場合は，免許を更新できるものの，一般的には6か月後に再度診断書を提出する必要がある．軽度認知機能障害の場合の多くはこれに該当すると考えられるが，警察庁の調査によると第1分類(認知機能が低下している)と判定された30,170人のうち，医師診断書の提出命令などを受けた者は20,975人(69.5％)，そのうち7,673人(25.4％)が医師診断書を提出し，4,386人(14.5％)が免許を更新できたが6か月後の提出(すなわち軽度の認知機能障害があると推察される)が必要と判断をされた[3]．75歳以上の運転免許保有者は590万人[4]であり，認知症またはその予備群の推計は，高齢者人口の1/7～1/5と予測されていることから[5]，84～118万人が，軽度認知機能障害を持ちつつ運転を継続していると考えられる．このことから，免許更新をきっかけとして認知機能の低下が明らかになる運転者は0.5％程度であり，医師の診断状況にかかわらず何らかの認知機能低下がみられる運転者が相応に存在するとみられる．また，70歳を超えての免許更新は有効期間が5年から3年に短縮されるものの，この期間中に認知機能が低下する可能性も十分考えられる．しかし高齢者が免許の有効期間中に医師から認知症と診断されても，制度上は更新時までは運転を中止する義務はないため，指導に難渋する場合も少なくない．ただし，医師および保健医療従事者は，その評価や検査結果に基づいた適切な指導を行うことにより，高齢者が交通事故や違反を起こさぬよう努力する必要があると考えられる．また，高齢者には既往歴や慢性疾患を持つ者も少なくない．認知症だけでなく，運転に支障のある一定の病気[6]に罹患していないか注意して情報収集を行い，必要に応じて免許センターなどにある安全運転相談窓口に相談するよう指導を行う必要がある．

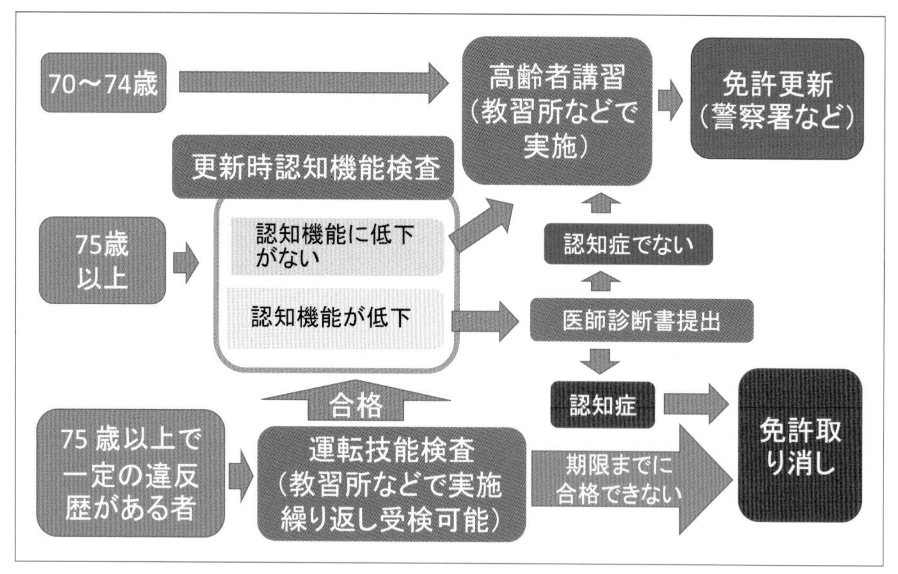

図 1. 道路交通法改正(運転技能検査の導入)
道路交通法改正(2022年度5月施行). 高齢者の免許更新と運転技能検査

さらに2022年度5月に特定の違反行為(一時不停止や信号無視, 逆走などの通行区分違反など11種類の違反が想定されている)がある75歳以上の運転者には, 運転技能検査を課すことを盛り込んだ道路交通法の改正が施行されるなど, さらに実効性を高める対策が施行される(**図1**). また, この改正では安全運転サポート車に限り運転できる限定免許(ただし本人による自己申告で限定免許を申請する)制度なども創設される予定である.

軽度認知障害と運転適性

軽度認知障害は, Petersen によって提唱された定義のうち, 客観的認知機能の低下が直接的に運転適性に影響すると考えられるが, 健忘型MCI(amnestic mild cognitive impairment)と比べると非健忘型MCI(non-amnestic MCI)のほうがリスクは高いと思われる. その理由も含めて, 認知機能と運転適性の関連を以下に示す.

1. 認知機能

まず, 高齢者は認知機能以前に感覚器の問題が少なくない. 運転に必要な情報は90%が視覚情報だといわれており, 視力, 視野, コントラスト感度が保たれている必要がある. 免許更新時に視力以外を測定されることはほとんどないが, 自覚のない緑内障などによる視野の欠けや狭窄, 白内障によるコントラスト感度低下などの影響により, 運転に必要な情報を見落とすことは増加する. 運転は「認知・予測・判断・操作」の繰り返しといわれるが, このそれぞれのプロセスに注意機能, 視空間認知機能, 記憶機能, 遂行機能に加え, それらの基礎となる抑制機能や処理速度が影響すると考えられる. これらの多くは作業療法士や言語聴覚士, 心理士などが行う神経心理学的検査で測定することが可能であり, 脳卒中などで生じる高次脳機能障害の運転適性評価では**表1**のような検査が用いられている[7].

また, 高次脳機能障害者の運転再開希望に対して, 運転外来と称して適性評価を行う医療機関もあり, ドライビングシミュレータを設置している施設や指定自動車教習所と連携し, 実車評価を行ったうえで医学的判断を行う施設も増加している.

注意機能は, その階層レベルにより下から順に, 焦点性(静かな部屋にいて携帯が鳴ったときに聴覚に焦点を当てる能力など), 持続性(ある程度の時間集中して一定の作業が行える能力など), 選択性(自分に無関係または妨害的な刺激を無視し, 必要な刺激のみに注意する能力), 交代性(複数の注意課題間を柔軟に切り替えることができる能力), 分割性(楽器を弾くときなどの複数の注意

表 1. 神経心理学的検査

• MMSE または HDS-R などの認知症の評価
• TMT-J(トレイルメーキングテスト日本版), WAIS-Ⅳ(ウェクスラー成人知能検査第 4 版)の符号問題や CAT(標準注意機能検査)の SDMT などの注意と処理速度の評価
• BIT 行動性無視検査日本版などの半側空間無視の評価
• ROCF(Rey-Osterrieth 複雑図形検査), KBDT(コース立方体検査)など構成能力の評価
• FAB(Frotal Assessment Battery), WCST(Wisconsin Card Sorting Teat), 遂行機能障害症候群の行動評価(BADS)
※失語症がある場合は参考文献に記載

脳卒中などに対してよく用いられる神経心理学的検査

(文献 7 をもとに作成)

課題に同時に応じる能力)などに分類されるが，自動車の運転には最低限，交代性注意が適切に機能していることが重要である．さらに分割性注意機能が十分機能していれば，安全性が高まり運転中の機器類の操作がスムースにできると考えられる．また，高速道路の走行時などは監視作業の側面もあるため，そのような刺激の少ない環境でも覚度(ビジランス)を保つことが必要である．

一方，脳損傷や一側の大脳半球の機能低下を疑う場合は，方向性注意が問題になることがある．方向性注意の障害は，一側の視覚性注意が低下し，その方向の視覚刺激に対して定位や反応ができなくなる状態であり，半側空間無視ともいわれる．この障害では，車線内に適切に自車を位置づけられないことや(逆走を含む)，車庫入れや方向転換がうまくできず，繰り返し指導しても修正できない，などの問題が生じると考えられる．

次に視空間認知機能は，運転に必要な複数の情報を定位し，対象物との距離を知るという意味で運転に最も重要な部分を占める．視空間認知機能の広さを示すものとして「有効視野」という概念がある．有効視野(functional visual field または useful field of view)とは，ある視覚課題の遂行中に注視点の周りで情報が瞬間的に蓄えられ，読み出される部分である[8]．有効視野の広さは注視点の周りに存在，あるいは出現したものにいかに早く気づけるか，あるいは見落とさないかという範囲であり，我々は「広く浅く」「狭く深く」見ることを使い分けている．この機能に障害を生じると，標識や他車，歩行者などに気づかず違反や事故を起こす可能性がある．

これらに対して記憶機能のうち，法令や標識などの意味記憶，運転操作などに関連する手続記憶などが障害されなければ，限定された環境下で運転する限り大きな影響を受けないと思われる．エピソード(出来事)記憶の障害が重度であれば，目的地や自宅にたどりつけないため，1 人での運転は困難になる．さらに我々は，日々の運転を通して，注意すべき場所やポイントを記憶し，それをアップデートすることで事故リスクを回避している．それゆえ，軽度の障害であっても間接的にリスクが上がる可能性があることを，家族や支援者に伝えることは重要である．また，加齢に伴い展望記憶が低下することが少なくないが，ガソリンの入れ忘れによる停止や，車検切れ，保険切れでの運転継続など，間接的ではあるものの，安全な運行に影響を及ぼす可能性がある．これらの記憶障害から生じる運転の問題の一部は同乗者の支援を得ることでリスクを減じられる可能性もあるため，家族など同乗者からの情報やそれに基づく指導も 1 つの支援方法である．

遂行機能が障害されると，高齢者講習での実車指導の際などに慣れない車を適切に操作できないことや，予想外の渋滞などに遭遇した際に適切に対応できないなどの問題が生じる可能性はあるものの，他の機能と比べると相対的に危険な状況にはなりにくいと考えられる．

抑制機能や処理速度はこれらの認知機能の基礎になるものであり，抑制機能が低下すると，先急ぎ行動が目立つことや交通状況に合わせて他車の通過を待つ，譲るなどの運転行動が困難になる可能性がある．さらに加齢とともに起こる処理速度の低下はすべての認知機能に影響を与え，一定の速度での流れに乗った運転を行うことができなくなるなど，注意機能や視知覚認知機能と同様に安全運転には大きな支障が出ると考えられる．

2．自己認識

高齢者の自己評価は一般的に高いといわれているが，80歳以上の運転者のうち72％が運転に自信を持っていると回答するなど[9]，運転でも同様の傾向がみられる．これは今までの長い運転歴や，無事故・無違反によるゴールド免許などの影響も大きいと考えられる．一般的に，視力(特に暗視)などの低下を自覚しやすい機能に対しては，多くの高齢者が，夜間や雨天は運転を控えるなどの対処行動がとられているが，視野欠損や注意機能，処理速度の低下による危険経験は，自らの問題と捉えにくいことがある．それゆえ対処行動や補償運転(諸機能の低下に応じて自身の運転行動を安全な方向に変える)に結びつかないため，知らず知らずのうちにリスクが高まっている可能性もある．また，道路交通の少ない地方や運転頻度が極端に少ない場合では，自身で運転に関する諸機能の低下を自覚する機会が少ないとも考えられる．

指導ポイントとまとめ

1．指導手順

対象者の症状や性格傾向，運転環境などにより指導手順や内容を一律に示すのは難しいため，筆者がよく行っている指導手順を1例として述べる．まず，対象者の自尊心と自家用車の利便性や重要性について十分な理解を示したうえで，対象者の年代での交通事故の傾向やリスクがどの程度なのかを説明する．そのうえで，神経心理学的検査の結果などに基づき，各年代の平均値に比して低下しているかどうか，具体的な交通場面ではどのような危険性があるかなどについて丁寧かつ具体的に指導を行う．また運転に支障のある病気(**表2**)に罹患しているのであれば，免許更新時の質問票に正しく回答することだけでなく更新前であっても免許センターなどで適性相談を受審するよう指導を行う．運転適性に問題がある場合は公共の交通安全を守る立場だけでなく，対象者が交通事故の加害者となった場合に被る不利益を適切に説明し，指導することも重要である．免許の返納をすすめる場合の心理的インパクトは相応に大きく一定の配慮が欠かせない．加えて，そのことによる影響をできる限り軽減するために，利用可能な公共交通機関や福祉的移動手段などについての情報提供を行う．

2．評価結果に基づくリスクコミュニケーション

運転を継続することにリスクのある高齢者に対して，適切な補償運転や免許の返納に導く方法の1つにリスクコミュニケーション[10]がある．運転に関するリスクコミュニケーションとは，運転を続けること，続けないことそれぞれのリスクおよびベネフィットについて評価結果をもとに情報提供を行い，対処案を保健医療従事者と対象者がともに考えるプロセスである．臨床現場では，主に脳卒中の運転再開希望者に対してリスクコミュニケーションを用いた指導が増えており，高齢者に対してもある程度の有効性があるのではと考えられる．

おわりに

交通問題は人命に関わるゆえ制度や法令を整備することも重要であるが，それだけでは対象者の生活範囲を狭め結果的に個人の自由や暮らしを制限することとなる．制限された移動の問題が健康や生活に多大な影響を与えないよう，バランスよく指導をすることが求められる．

文　献

1) 田崎美弥子，中根允文：健康関連「生活の質」評価としての WHOQOL．行動計量，**25**(2)：76-80, 1998.

2) 藤田佳男ほか：後期高齢者の運転実態　高齢者講習時における調査．作療ジャーナル，**51**(10)：1010-1012，2017.
Summary 警察庁の協力により，75歳以上の免許更新者4千人に運転に関する意識調査を行った資

表 2. 運転免許の拒否などを受けることとなる一定の病気などについて

1．介護保険法第5条の2に規定する認知症	介護保険法では「認知症(脳血管疾患，アルツハイマー病その他の要因に基づく脳の器質的な変化により日常生活に支障が生じる程度にまで記憶機能及びその他の認知機能が低下した状態」とされている
2．アルコール，麻薬，大麻あへん又は覚醒剤の中毒	
3．幻覚の症状を伴う精神病であって政令で定めるもの	統合失調症(自動車等の安全な運転に必要な認知等に係る能力を欠くこととなるおそれのある症状を呈しないものを除く)が定められている)
4．発作により意識障害又は運動障害をもたらす病気であって政令で定めるもの	ア)てんかん(発作が再発するおそれがないもの，発作が再発しても意識障害及び運動障害がもたらされないもの並びに発作が睡眠中に限り再発するものを除く) イ)再発性の失神(脳全体の虚血により一過性の意識障害をもたらす病気であって，発作が再発するおそれがあるものをいう) ウ)無自覚性の低血糖症(人為的に血糖を調節することができるものを除く)
5．3及び4のほか，自動車等の安全な運転に支障を及ぼすおそれがある病気として政令で定めるもの	ア)そううつ病(自動車等の安全な運転に必要な認知等に係る能力を欠くこととなるおそれがある症状を呈しないものを除く) イ)重度の眠気の症状を呈する睡眠障害 ウ)そううつ病及び睡眠障害のほか，自動車等の安全な運転に必要な認知等に係る能力を欠くこととなるおそれがある症状を呈する病気

a．運転免許を拒否または保留される場合

1)運転免許を拒否又は保留される場合の1から5までに掲げるもの	
2)目が見えないことその他自動車等の安全な運転に支障を及ぼすおそれがある身体の障害として政令で定めるもの	ア　体幹の機能に障害があって腰をかけていることができないもの イ　四肢の全部を失ったもの又は四肢の用を全廃したもの ウ　その他，自動車等の安全な運転に必要な認知又は操作のいずれかに係る能力を欠くこととなるもの(運転免許に条件を付することにより，その能力が快復することが明らかであるものを除く)

b．運転免許の取り消しまたは効力の停止を受ける場合

a
b

(道路交通法などの参考資料をもとに作成)

料である．

3) 山室　智：改正道路交通法の施行後6月の状況について．月間交通，**11**：12-19，2017．

4) 警察庁：運転免許統計令和2年度版，〔https://www.npa.go.jp/publications/statistics/koutsuu/menkyo/r02/r02_main.pdf〕(2021年10月25日閲覧)．

5) 厚生労働省：認知症施策推進室，認知症施策の動向について，〔https://www.scj.go.jp/ja/event/pdf2/200214-5.pdf〕(2021年10月25日閲覧)．

6) 警察庁交通局：一定の病気等に係る運転免許関係事務に関する運用上の留意事項について，警察庁丁運発第232号，令和2(2020)年12月23日，〔https://www.npa.go.jp/laws/notification/koutuu/menkyo/menkyo20201223_r232.pdf〕(2021年10月25日閲覧)．

7) 日本高次脳機能障害学会BFT委員会運転に関する神経心理学的評価法検討小委員会：脳卒中，脳外傷等により高次脳機能障害が疑われる場合の自動車運転に関する神経心理学的検査法の適応と判断，2020年6月1日版，〔https://www.higherbrain.or.jp/07_osirase/img/20200706_unten2.pdf〕(2021年10月25日閲覧)．
Summary　同学会が作成している検査を中心に，運転を適切に評価するための情報がフローチャートで示されている．

8) Mackworth NH：Visual noise causes tunnel vision. Psychon Sci, **3**：67-68, 1965.

9) MS & ADインターリスク総研：高齢者運転事故と防止対策，2017年3月3日，〔https://www.irric.co.jp/pdf/research/archive/2017/0302.pdf〕(2021年10月30日閲覧)．

10) 宮口英樹：自動車運転への再挑戦　リスク認知と主観的意識の変化．作療ジャーナル，**44**(6)：481-487，2010．
Summary　作業療法学分野での運転に関するリスクコミュニケーションの具体例がわかりやすく示されている．

MB Med Reha **No.273**：**38-48**, 2022

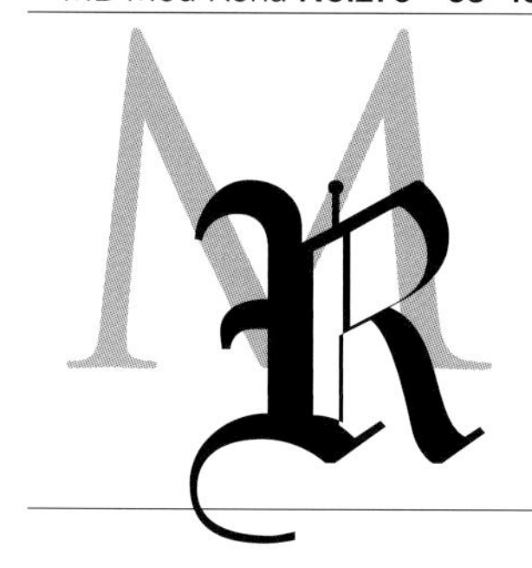

特集／認知症の人の生活を考える―患者・家族のQOLのために―

自己効力感の視点から見た認知症の人と家族のQOL

鈴木みずえ[*1]　繁田雅弘[*2]

Abstract　心理学者Banduraが提唱した自己効力感によると，人は物事に対する自己効力感が強いほど実際にその行動を遂行できるとされている．日常生活において様々な戸惑いや不安を持つ認知症の人に対して，認知機能障害に関する失敗や生活の支障を最小限にして，「自分はうまくできる！」という自己効力感を維持してもらうことは日常生活の支援のなかで重要な位置づけにあり，本人・家族のQOLの維持につながる．今後，認知症の人の自己効力感の維持・向上に着目した独自のケアを検討することで患者が自信を回復し，地域で主体的に行動できることをめざした介入が期待されている．そのためには自己効力感を高める4つのアプローチ「① 達成経験，② 言語的説得，③ 代理体験，④ 情動的喚起」に関するケアを工夫して実践する必要がある．認知症の保健・医療・福祉専門職が，認知症の人は誰もが経験したことがない困難に立ち向かい，それを乗り越えようとしている人として捉える必要がある．

Key words　認知症(dementia)，自己効力感(self-efficacy)，本人と家族のQOL(patient and family quality of life)

はじめに

我が国の高齢化の進展は著しく，高齢化率は2020年現在，28.8%[1]である．高齢化率の進展だけではなく，高齢者数の増大から要介護高齢者の増加が予測され，さらに軽度認知障害(MCI)は高齢者の4人に1人，認知症高齢者は85〜89歳では44.3%と指摘されている[2]．今後，ますます拡大する後期高齢者の増加も踏まえると，認知症高齢者をはじめとした要介護者への対策が急務となっている．2019年6月に発表された認知症施策推進大綱では，認知症の発症を遅らせ，認知症になっても生きる意欲や希望を持って日常生活を過ごせる社会を目指し，認知症の人や家族の視点を重視しながら「共生」と「予防」を主軸とした施策推進を行っている[3]．

QOLは人生の質や生活の質などと訳されることが多く，私たちが生きるうえでの満足度を表す指標の1つであり，医療・教育など様々な分野で注目・活用されている．QOLは治癒や緩和を目的とした治療の臨床試験，症状軽減，ケアやリハビリテーションの改善，コミュニケーション，治療の選択や意思決定支援などの効果評価として発展した．QOLは他者からではなく，本人からの評価が基本であり，SF-36やEQ-5Dに代表される包括測定指標と疾患特異的なQOL指標がある．認知症に特異的なQOL指標については，実行機能障害に関係した身体的側面であるADLやIADLに関連した生活障害，behavioral and psychological symptoms of dementia(BPSD)が影響していることが考えられる．Lawtonによると，高齢者のQOLの領域は，① 行動能力(behavioral competence)，② 客観的環境(objective environment)，③ 心理的well-being，④ 知覚された

[*1] Mizue SUZUKI，〒431-3192 静岡県浜松市東区半田山1-20-1　浜松医科大学臨床看護学講座，教授
[*2] Masahiro SHIGETA，慈恵会医科大学精神医学講座，教授

QOL(perceived quality of life)の4領域から構成されると述べられており[4]，心理的側面も非常に重要である．

心理学者Banduraが提唱した自己効力感[5]によると，人は物事に対する自己効力感が強いほど実際にその行動を遂行できるとされている．自己効力感は，セルフ・エフィカシー(self-efficacy)とも呼ばれ，自分がある状況において必要な行動をうまく遂行できると，自分の可能性を認知していることであり，一般的に自己効力感を測定するには特性的自己効力感尺度[6]が使用される．高齢者は加齢に伴う心身の機能低下から，本来できていたことが実際にできなくなったり，他者からの支援が必要となったりする．高齢者は日常生活の意欲が低下することで，抑うつや閉じこもりなどを引き起こし，日常生活の行動範囲を減少させて，廃用性症候群となり要介護高齢者に移行しやすい．高齢者における自己効力感については，筆者らが開発した転倒に着目した自己効力感尺度[7]や日常生活動作自己効力感尺度[8]などがあり，これらは日常生活の動作に対する自信の程度を評価することで，転倒リスクやADLの低下のリスクを評価している．

さらに認知症の人は，認知機能障害などによる生活障害やADLなどを基盤とした自律の喪失，人間関係障害により，生きる意欲の喪失を引き起こしている．福田は認知症高齢者の体験を，自己の存在が不確かな状況で再び自己の存在の確かさを求めていく過程と述べており[9]，認知症高齢者の心理的なプロセスは着目されることが少ないが，自信や意欲の向上に向けての他者のかかわりやコミュニケーションが重要である．繁田は認知症の人の認知機能の低下の要因として絶望や諦めといった心理状態があり，自己効力感を高めることが認知機能の改善や生命予後の改善につながることを指摘しており[10]，認知症予防においても自己効力感を高めることは重要であるといえる．本稿は，認知症の人の自己効力感の視点からみた患者と家族のQOLについて解説する．

認知症の人の心理的側面

認知症の人は，記憶の障害などの認知機能障害に関連した日常生活・社会生活において，様々な生活上のトラブルを抱えている．認知症の人は家族や周囲の人とのトラブルが原因となって，不安や孤独感など心理的な抑うつ状態になりやすく，これらの心理的な側面は認知症の悪化を促進している．早期の認知症の段階では，物忘れや生活上のトラブルに戸惑い・不安の時期が1～2年くらいある．記憶が確かでなくなることの“漠然とした不安”におびえ，戸惑いながら，それから必死に逃れようと，周囲の人に迷惑をかけないように様々な努力をして対処しようとしている．しかしながら，対処がうまくいかず，他の人と生じるトラブルの結果，ひどく落ち込んだり，イライラ怒りっぽくなったりする時期がある．周囲の人は生活上のトラブルに関連する認知症の行動・心理症状(BPSD)に注目しがちだが，患者は外面的にはわからないものの，認知症に関連して自尊感情，自己効力感，自己肯定感が低下しやすく，常に心理的なwell-beingがおびやかされている．例えば，アルツハイマー型認知症の人の場合，軽度でも記憶障害により体験が断片化されることで見当識が不確かになったり，生活上で適切な状況の判断が難しくなったりして，漠然とした不安を感じるようになる．このような状況になると，本人は生活上での失敗が増えて，家族から失敗をとがめられ，役割を奪われるなどの体験が蓄積され，自尊感情を著しく低下させ，抑うつ状態となり，自分の感情を表出しなくなる．認知症の人の40～50%に抑うつ気分を示すことが指摘されており[11]，抑うつ状態にある患者の自尊感情や自己効力感を高めるために，周囲の人のコミュニケーションや支援が必要となる．認知症のアパシー(無気力・無関心)は，何事にも関心を示さなくなるというだけで，気分の落ち込みがみられるわけではないと指摘されているが[11]，抑うつ状態に認知症の悪化が伴いアパシーに至るケースもある．

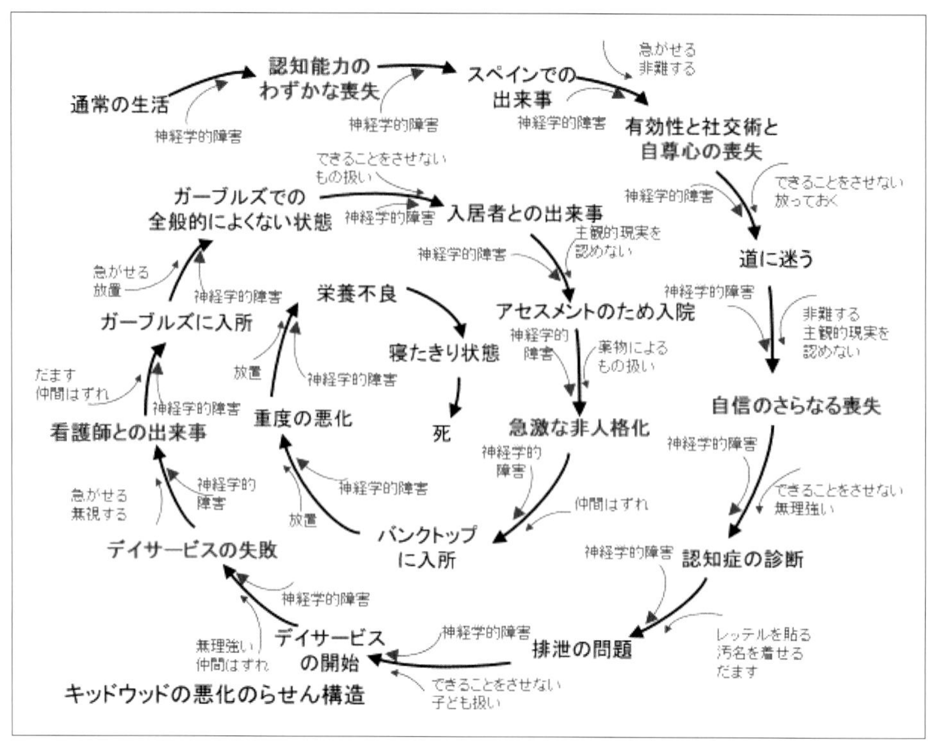

図 1. 認知症の人の悪性の社会心理による認知機能の悪化のらせん構造

（文献 14 より）

いずれにしても周囲の人からは気づかれないことが多く，特に早期の段階の心理的な対応，コミュニケーションや本人の残された能力を維持するためには日常生活に対する自信が持てるという自己効力感の維持が重要である．

Christine Bryden は，認知症の当事者であることを公表した元オーストラリアの官僚であるが，その著書[12]で周囲の人の接し方が患者の自信や生きる希望に影響していることを述べている．「人間は他人を通して人間になる」のように，認知症の人は相手の対応によって左右され，尊重され大切にされることで自信を得るが，周囲の人からの「何もわからない人，理解できない人」としての対応はすぐに本人に伝わり，ストレスを引き起こして，さらに BPSD の増大につながる．このことからも認知症の人を 1 人の価値ある人として捉えることや，その人の視点を重視した周囲の人との人間関係の重要性が理解できる．さらには，周囲の人との人間関係によって低下してしまった自尊感情や自己効力感は，人間関係でしか回復できないということである．*“あなたが私たちにどう接するかが，病気の進行に大きな影響を与える．あなたの接し方によって，私たちは人間らしさを取り戻し，自分たちはまだ，必要とされている，価値のある存在なのだと感じることができるのだ．「人間は他人を通して人間になる」というアフリカのスールー族のことわざがあるが，これは真理だと思う．私たちに自信を与え，抱きしめ，励まし，生きる意味を与えてほしい．今の私たちがまだできることを認めて尊重し，社会的なつながりを保たせてほしい．私たちが以前の私たちになることはとても大変だ．だから今のままの私たちを受け入れて，何とか正常に機能しようと努力していることを理解してほしい．”*（文献 12 より）

パーソン・センタード・ケアにおける認知症の人に対する社会心理の影響

パーソン・センタード・ケアは，年齢や健康状態にかかわらず，すべての人々に価値があることを認め尊重し，1 人ひとりの個性に応じた取り組みを行い，その人の視点を重視し，人間関係の重要性を強調したケアである[13]．パーソン・セン

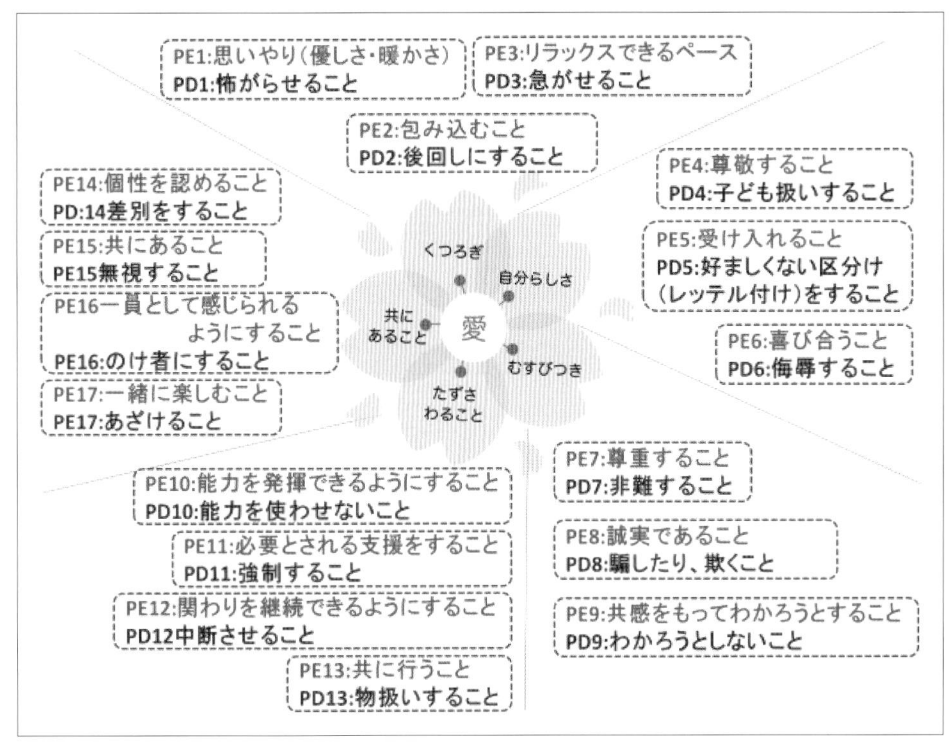

図 2. 認知症の人の心理的なニーズを基盤とした個人の価値を低める行為(personal detraction：PD)と個人の価値を高める行為(personal enhancer：PE)

(文献13より著者作成)

タード・ケアを提唱した老年心理学者のトム・キットウッドは，認知症の人を「何も理解できない，わからない」として「非難したり」，さらには「できることをさせない」，「レッテル」を貼るなどの悪性の社会心理が認知機能障害を悪化させ，さらに悪化のらせん構造(**図1**)と呼ばれるように，これらの状況が長期間繰り返されることで，心身機能がむしばまれ寝たきり状態や死に至ることを指摘した[14]．

パーソン・センタード・ケアにおける個人の価値を低める行為(personal detraction：PD)と個人の価値を高める行為(personal enhancer：PE)

トム・キットウッドはこれらの考え方を基盤にパーソン・センタード・ケアにおける認知症の人の心理的なニーズとして，**図2**のような花の絵で，“くつろぎ(comfort)”，“共にあること(inclusion)”，“自分らしさ(identity)”，“たずさわること(occupation)”，“むすびつき(attachment)”のニーズを表し，互いに重なりあい，関連しあっており，中心にあるニーズは“愛”(あるがままに受け入れ，心から思いやり，慈しむこと)としている．さらにキットウッドの死後Brookerは，パーソン・センタード・ケアを発展させ，認知症の人の心理的なニーズを基盤とした個人の価値を低める行為(personal detraction：PD)と個人の価値を高める行為(personal enhancer：PE)を構築した[13](**図2**)．個人の価値を低める行為(PD)は安らぎを得たい，くつろぎたいというニーズの充足を阻み，個人の価値を低めるケアとなる．その逆に個人の価値を高める行為(PE)は，ニーズの充足を促進し，個人の価値を高めるケアといわれ，その良い状態を向上させる行為・良い出来事であり，高齢者のその人らしさを認めたり，高齢者のニーズを満たし，持っている能力を引き出す可能性のあるケア，自己効力感が向上するケアにつながる．このことから，自己効力感の維持・向上に着目して個人の価値を高める行為(PE)を日常のケアとして展開する工夫が必要となる．

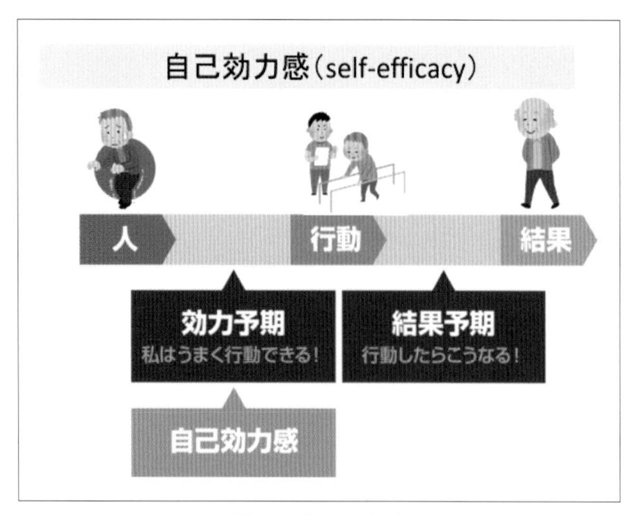

図 3. 自己効力感

認知症の人の自己効力感(self-efficacy)

1. 認知症の人の自己効力感(self-efficacy)とは

Bandura によると，人間の行動を予測する際は，行動に先行する予期の役割を重視し，結果予期と効力予期という 2 つの予期機能を想定[15]している(**図 3**)．ある行動がどのような結果を生み出すかという予測を「結果予期」(行動したらこうなる)と呼んでいる．さらに「私はうまく行動できる」という「効力予期」を持って行動することで「結果予期」(行動したらこうなる)が達成される．例えば「頑張ればうまく歩行できる」(結果予期)と信じて熱心に日常生活でもリハビリテーションを行う人(行動)は，「頑張ればできる」(効力予期)と思っている人が多く，つまり自己効力感が高く，積極的に努力できるので，目標を達成しやすくなる．以上を踏まえると，日常生活において様々な戸惑いや不安を持つ認知症の人に対して，認知機能障害に関する失敗や生活の支障を最小限にして，「自分はうまくできる」という自己効力を維持してもらうことは日常生活の支援のなかで重要な位置づけにあり，本人・家族の QOL の維持につながる．そのためには，日常生活における実行機能障害で何がうまくできないか，どうしたら自分で自律してできるのかを，本人と一緒に取り組むなかで試行錯誤しながら工夫することが重要である．

図 4 に認知症の人の自己効力感を示したが，実行機能障害のために料理ができなくても，野菜を切ること，盛り付けることなど手順のそれぞれの部分を手伝ってもらうなどすればその部分の動作は行うことができる人も多い．家族が料理を代わって全部行うと，本人は「私はうまく行動できない」と思い，自己効力感は低下して，抑うつ状態になりやすい．家族ができるところだけ料理に参加するようにケアを工夫することで，自己効力感が向上して，「私はうまく行動できる」になり，前向きに行動できるようになる．パーソン・センタード・ケアでは「家族が料理を代わって全部行うこと」を個人の価値を低める行為(PD)の「PD10：能力を使わせないこと」から，家族ができるところだけ料理に参加するようにケアを工夫することで，「個人の価値を高める行為(PE)の「PE10：能力を発揮できるようにすること」になる．つまり認知症の人の場合は，家族など周囲の人のかかわりで自己効力感が向上したり，低下するなど，家族の理解が重要になる．

患者自身に対しても自己効力感を高める 4 つのアプローチ「達成経験」「言語的説得」「代理体験」「情動的喚起」をすることで，自己効力感が高まって自信を持って行動できるようになり，自尊感情が高まることが期待できる．パーソン・センタード・ケアの PE のかかわりが認知症の人の良い状

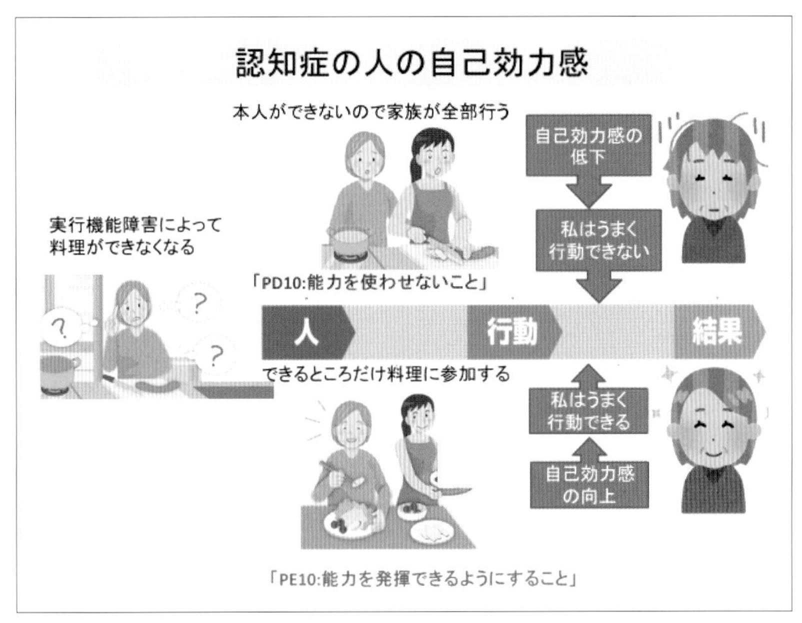

図 4. 認知症の人の自己効力感

態を引き出すが，自己効力感の考え方を用いて4つのアプローチ方法を組み合わせることで，さらにその人の生きる意欲が引き出されることが期待されている.

【達成経験】ある行動が上手くいけば，同じ行動をすれば「またできるだろう」という見通しができる.

例：風船バレーのレクリエーションに参加してうまくボールを叩くことができたので次からはうまくボールを叩くだけではなく，親しい人にパスをすることができるようになるだろう.

【言語的説得】周囲の人からの励ましやサポートを受けて「あなたならできる」「よくできるね」などのポジティブな言葉を何回もかけられていることで自己効力感が高まる.

例：歌が上手であることを褒められて，あなたならばできると言われてカラオケで歌を披露した.

【代理体験】他の人を観察することによって「これならば自分もできそうだ」と感じたり，他の人が直接やってみせたりすることで自分にもできるという感覚を持つこと.

例：ちぎり絵のグループに初めて参加した人は最初何をするかわからなかったが，長く参加していた人の貼り方などをみて自分も一緒にやりたいと言い，集中して参加できた.

【情動的喚起】リラックスして前向きな心理的状態だと「これならばできる」という気持ちになりやすい.

例：お料理教室に参加した認知症の人(男性)は，最初は苦手だからと手を出さなかったが，すべての参加者が冗談などを言い合って，楽しみながら料理をしているのをみて，お味噌汁をお椀に注ぐなど自分から参加することができた.

繁田は，認知症の人の自己効力感の低下は苦悩や失敗への恐怖を伴い，抑うつに至らしめ，さらにそこに周囲の人の叱咤や不適切な指摘が重なればBPSDに至ること，認知症の人の自己効力感を維持・向上することの重要性を指摘[10]した．さらに「認知症の人への精神療法の要点～自尊感情や自己効力感の回復を目指して～」に自らの精神療法の要点の10項目[10](**表1**)をまとめ，専門職における認知症の人との具体的な対応を示している.「1本人に対して誠実である」「2意思を引き出す」「3病気に対する認識を意識する」「4陰性感情を話

表 1. 自尊感情や自己効力感の回復を目指す，認知症の人への精神療法の要点

1 本人に対して誠実である【基本姿勢】
2 意思を引き出す【基本姿勢】
3 病気に対する認識を意識する【基本姿勢】
4 陰性感情を話題に取り上げる【基本姿勢】
5 努力や忍耐に敬意を払い称える【言語的説得】
6 生きがいや過去の達成感を言語化してもらう【達成経験】
7 自分のニーズに気付いてもらう【基本姿勢】
8 身体感覚に関心を向けてもらう【言語的説得】
9「本人の力になりたい」という家族の想いを本人に伝える【言語的説得】
10 褒めるのではなくともに喜ぶ【達成経験】

（文献 10 より引用，【 】は筆者が追加した）

題に取り上げる」「7 自分のニーズに気付いてもらう」ことは，認知症の人を１人の人として認め，専門職側も誠実である必要性があるなど，認知症の人への対応の基本でもある．本人は戸惑いや不安を抱えながら，様々な失敗を「情けない」「恥ずかしい」と感じて自己防衛してしまい，悩みや不安を表現しなくなったり，諦めてしまう人もいる．そのような認知症の人の思い（陰性感情）を引き出し，自分のニーズに気づいてもらい意思を表現してもらうこと，認知症の人を１人の人としてみて，その思いを受け止めることがまず重要である．このような人と人との信頼関係を構築することが，基本姿勢である．さらには「5 努力や忍耐に敬意を払い称える」「8 身体感覚に関心を向けてもらう」「9「本人の力になりたい」という家族の想いを本人に伝える」ことは，言語的な励ましやサポートになる言語的説得となる．また，「6 生きがいや過去の達成感を言語化してもらう」「10 褒めるのではなくともに喜ぶ」ことは，ある行動がうまくいけば，同じ行動をすれば「またできるだろう」という見通しができる達成経験につながる．認知症の人を褒める，とよくいうが，「褒める」という表現は対等な立場からの表現ではないのである．その人とともに喜び，１人の人として誠実に向き合って対話を楽しむことが，本人の自己効力感が回復できるようなサポートにつながることを，この 10 項目が具体的に示している．

2．高齢者の生活場面における記憶の自己効力感

記憶障害は地域における高齢者の自律生活をおびやかしている．日常生活の物忘れの体験は，高齢者が自らの自律生活を評価する指標となることが指摘されている[16]．しかし，記憶の低下は老化の１つとして受け止められ，自らの記憶力を気には留めていても，特に何の対策もしていない高齢者が多い[17]．記憶に対する自己効力感などの主観的評価が実際の記憶能力に影響を与えることが指摘されており[10]，ポジティブな自己評価ができる環境があるか，周囲の人のサポートがあるかが重要である．

高齢者が自らの記憶能力を仕方がないと評価するのではなく，自らの記憶に対する自己効力にポジティブな信念を抱くことができるならば，地域での自律した質の高い生活の獲得に向けて，積極的に立ち向かうことが可能になるだろう．日常生活場面における記憶の自己効力感測定尺度（everyday memory self-efficacy scale：EMSES）[18]は，高齢者がどのように自らの記憶能力を知覚し，どのような自らの記憶に関する自己効力を持っているかを把握でき，適切なケアを提供するための重要な手がかりとなる．

3．認知症高齢者の生活における自己効力感

認知症高齢者は様々な出来事の失敗を繰り返し，自己効力感を喪失させている．そして，このことは尊厳の喪失や生きる意欲の喪失にもつながっている．筆者らは，主観的な QOL である

表 2. 早期認知症のペア(家族 & 本人)介入プロトコル

情報(計画)	• 記憶の喪失に対する期待の変化 • コミュニケーション技術 • 利用できるサービス • 今後の計画の重要性
ケアの価値 1	• 個人の価値の探求 • 記憶障害のある人のニーズに対する計画のプロセス
ケアの価値 2	• ケアの価値に関してオープンなディスカッション • ケアの価値に関するディスカッションにコミュニケーション技術を使用する • 記憶の喪失のある人のニーズに対する計画に参加する
ケアの選択 1	• 記憶の喪失に関するディスカッション • 個人的ケアの選択(フォーマル・インフォメーション) • 他者とケアの選択についての話し合い • 他者とケアの選択を分け合う方法をディスカッションする • 個人の好みを探ったり，いかに好みを他の人と分け合う
ケアの選択 2	• 記憶の喪失について話し合う • ケアの選択の類似性や違いをディスカッション • ケアパートナーのケアの選択の合意と理解する
変化	• ケアの選択を吟味する • フォーマル・インフォメーションの資源を評価する • 支援の課題や解決方法を見つける • ケアの選択を連携してディスカッションする • 連携して課題を探し，解決法を見つける
最後のまとめ	• 今までのディスカッションをまとめる • 解決できない課題を見つける • どこで 2 人でニーズに支援するかを調べる

(文献 20 より引用)

DQOL の日本語版を開発した[19]．これらを踏まえて，地域で生活する高齢者を対象に，高齢者の生きる自信を引き出すことを目的として，日常生活における自己効力感尺度の開発に取り組んでいる．同尺度は軽度～中等度の認知症のある高齢者にもわかりやすく，回答できるよう工夫した．さらに記憶の低下に捉われず，生活の楽しみ・充実，社会的交流，生活の主体性，記憶と感情，生活行動の 5 項目に関する高齢者の生きる意欲を引き出すための日常生活における自己効力感尺度を開発し，信頼性・妥当性について検討している．同尺度の開発では，認知症の人が日常生活において記憶の低下だけではなく，生活の様々な楽しみも含めて，どのような自己効力感を持っているのか，さらにどのようなことが自己効力感を低下させたり，高めたりしているのか，その現状を把握しようと考えた．そして，認知症高齢者の自己効力感を高めることに着目したケアが認知症の人の尊厳や QOL を高めると考えた．

認知症の人が日常生活における自信を高めることができれば生きる意欲にもつながる．さらに自己効力感は心身機能の低下に関する障害に対して，適切な自らの対処行動の向上につながり，心身機能や認知機能の悪化の予防や生活の質が向上され，健康寿命の延伸および生命予後の向上が期待できる．

4．早期認知症の人と家族に対する自己効力感を向上させるための介入

認知症の早期の段階で，本人や家族が認知症に対して正しく認識し，記憶の障害や認知機能障害などに対して適切な対応方法などを学ぶことで，自律した行動を長く維持して認知症の進行を抑制することにつながる．Whitlatch らは，早期認知症の人と家族などの介護者に対して，認知症に関係する記憶障害への適切な知識や本人の価値観，さらには今後の生き方やサービスの活用などをディスカッションする介入研究[20]を実施した(**表 2**)．これらの介入は，認知症による記憶の喪失への対

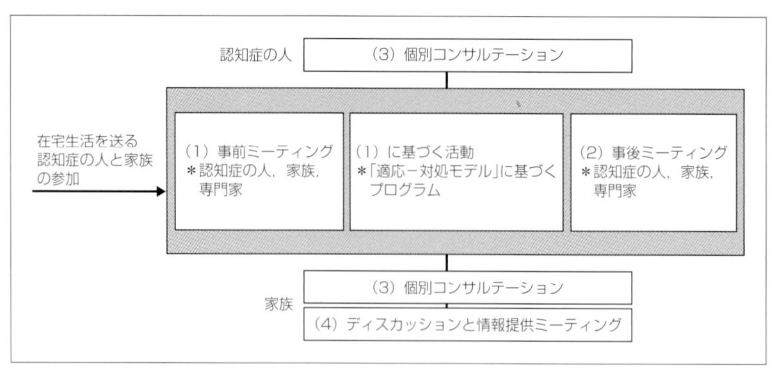

図 5. 認知症の人と家族の日本型一体的ケア日本版ミーティングセンター，今後の認知症ケアの方向性(まとめ)

(文献 22 より引用)

処行動を促進させたり，認知症の人が大切にしている個人の価値観など，認知症とともに生きることの意義を追求する本人と家族とのダイナミック介入が展開された．本人と家族の一体化的な視点での関係性のアプローチが行われ，満足度の有意な向上が報告された．

このような早期認知症の段階での患者と家族の一体的な介入は，家族の介護負担の軽減だけではなく，今後，認知症とともに生きていく本人の自己効力感の維持向上に重要な役割を果たす．特に認知症の人がいかに認知症とともに生きるのかということを，前向き本来の意思決定にもつながる．外来診療においてMCIを含む認知症患者とその家族を対象とした6か月以上のパーソン・センタード・ケアなどの看護師主導型多職種チームの介入の効果が指摘されており[21]，本人と家族の関係性を主体とした丁寧な長期間のかかわりが必要である．これらの介入は，認知症の人の自己効力感だけではなく，患者と最もかかわる家族の自己効力感も向上させて，相互の関係性も含めた一体的な自己効力感の向上が期待される．

我が国では，地域において家族介護者の介護相談などは多いが，患者と家族がともに正しい認知症の知識を持ち，価値観を共有し，認知機能障害に対する正しい対応方法に関する支援はあまりに少ない．矢吹は，オランダにおけるミーティングセンター・サポートプログラムの内容を検討し，日本型一体的ケアのあり方として「適応–対処モデル」に基づいた「事前ミーティング」，「活動」，「事後ミーティング」が実施されることで，家族とともに参加することで自己効力感が高まることを指摘[22]している．日本版ミーティングセンターの構造について**図 5** に示した．これらの取り組みが各地域で実施されることが期待される．我が国では，特に高齢者のみ，家族のみの個別の相談やアプローチが中心である．認知症の人と家族は一緒に生活することで最も影響力の強い関係性を構築している．**図 6** のように本人と家族の一体的な視点での関係性のアプローチを実施することで，認知症の人と家族の自己効力感がともに向上することが期待される．

認知症の診断を受けることは，絶望や生きる意欲の喪失体験でもあり，その原因として，認知症にはスティグマという社会の偏見がある．認知症の人の手記を読むと認知症という診断はその人の人格を否定されるような絶望でもある．さらに本人は認知機能の低下による様々な困難感や不安を感じ，自尊感情や自己効力感を低下させている．家族や周囲の人に迷惑をかけたくないと感じている人，家族の愛情から，自分が我慢すれば良いと想いを語らない人もいる．想いを語らない人に対しては，たとえその想いが叶えられないものであっても，想いを引き出して本心を語ってもらうことが自己効力感や自尊感情の維持，向上につながる．

今後の認知症ケアの方向性としては，このような状況の認知症の人の自己効力感の維持・向上に着目した独自のケアを検討することで本人が自信を回復し，地域で主体的に行動できることを目指した介入が期待されている．そのためには自己効

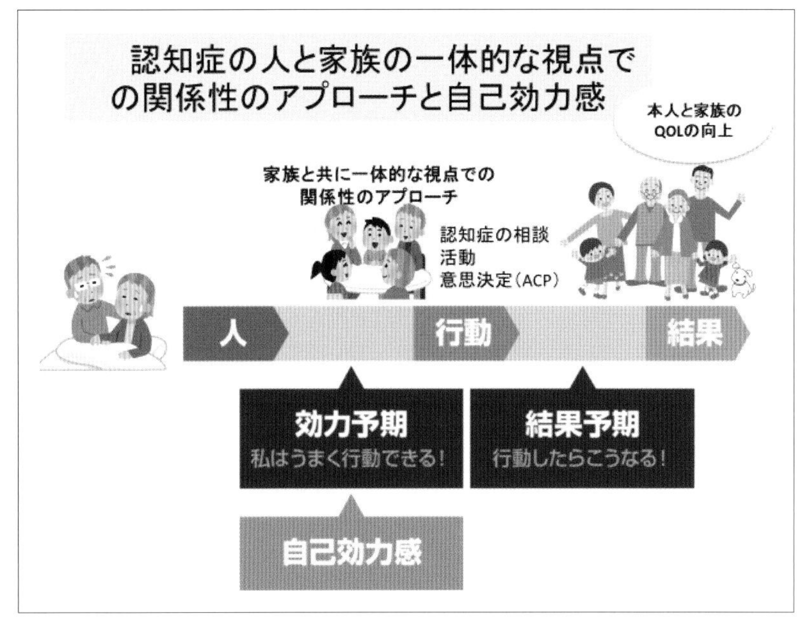

図 6. 認知症の人と家族の一体的な視点での関係性のアプローチと自己効力感

力感を高める4つのアプローチ「① 達成経験，② 言語的説得 ③ 代理体験，④ 情動的喚起」に関するケアを工夫して実践する必要がある．繁田が指摘[10]するように，認知症の保健・医療・福祉専門職が，認知症の人は誰もが経験したことがない困難に立ち向かい，それを乗り越えようとしている人として捉える必要がある．さらには認知症の人の自尊感情や自己効力感を維持・向上するためには，私たち専門職に対しては認知症の支援をする人，される人という立場を乗り越えて，ともに生きる人として，患者と真摯に向き合う姿勢が求められている．

おわりに

我が国で認知症の人の自己効力感を維持・向上するための支援としては，今後，認知症の人と家族の一体的な視点での関係性のアプローチに焦点を当てた取り組みが期待される．認知症外来や地域包括支援センターにおいては，介護負担の軽減が着目されているが，介護負担の原因が自己効力感や自尊感情の低下に関係したBPSDが多いことからも，患者と家族の一体的な視点での関係性のアプローチが，今後の患者と家族のQOL維持・向上につながる．

文　献

1）内閣府：高齢化の状況，〔https://www8.cao.go.jp/kourei/whitepaper/w-2021/gaiyou/pdf/1s1s.pdf〕(2021年8月24日閲覧)．
2）総務省：統計からみた我が国の高齢者，令和2(2020)年9月20日〔https://www.stat.go.jp/data/topics/pdf/topics126.pdf〕(2021年8月24日閲覧)．
3）厚生労働省：認知症施策推進大綱，〔https://www.mhlw.go.jp/content/000519053.pdf〕(2021年8月24日閲覧)．
4）Lawton MP：Quality of Life in Alzheimer Disease. *Alzheimer Dis Assoc Disord*, **8**(S3)：138-150, 1994.
5）Bandura A：Self-efficacy：Toward a unifying theory of behavioral change. *Psychol Rev*, **84**(2)：191-215, 1977.
6）成田健一ほか：特性的自己効力感尺度の検討―生涯発達的利用の可能性を探る―．教心理研，**43**(3)：306-314，1995.
7）鈴木みずえほか：在宅高齢者の転倒に対する自己効力感の測定．老年精医誌，**16**(10)：1175-1183, 2005.
8）鈴木みずえほか：在宅高齢者の日常生活動作に対する自己効力感測定の試み　自己効力感と関連する要因の検討．看護研究，**32**(2)：119-128, 1999.
9）福田珠恵：老年期に痴呆症という病を生きる体

験：自己の存在の確かさを求めて―病の兆候からグループホーム入居後まで．日看科会誌，**25**(3)：41-50，2005．
10）繁田雅弘：自己効力感．認知症の精神療法―アルツハイマー型認知症の人との対話―，pp. 29-31，HOUSE 出版，2020．
11）中西亜紀：認知症の治療と管理．中島健二ほか(編)，認知症ハンドブック第 2 版，pp. 230-322，医学書院，2020．
12）Christine Bryden：馬籠久美子ほか(訳)，私は私になっていく―痴呆とダンスを．p. 169，クリエイツかもがわ，2004．
13）水野　裕(監修)：DCM(認知症ケアマッピング)理念と実践．第 8 版日本語版 4 版，2011．
14）トム・キットウッド：高橋誠一(訳)，認知症のパーソンセンタードケア，筒井書房，2005．
15）阪野雄二ほか：セルフ・エフィカシーの臨床倫理心理学，北大路書房，2016．
16）井出　訓ほか：高齢者の記憶トレーニング・プログラム―物忘れ予防教室のこころみ―．日本老年看護学会第 8 回学術集会抄録集，126，2003．
17）井出　訓ほか：老人保健施設入所者とデイケア利用者にみられるメタ記憶と抑うつ感の関係とその特徴．老年看護学，**6**(1)：19-29，2001．
18）井出　訓：日常生活場面における記憶の自己効力感測定尺度(Everyday Memory Self-Efficacy Scale：EMSES)の作成，及び妥当性検証のための構成概念の分析．老年看護学，**8**(2)：44-53，2004．
19）鈴木みずえほか：日本語版 Dementia Quality of Life Instrument の作成と信頼性・妥当性の検討．日老医誌，**42**(4)：423-431，2005．
20）Whitlatch CJ, et al：Dyadic intervention for family caregivers and care receivers in early-stage dementia. *Gerontologist*, **46**(5)：688-694, 2006.
21）Yamakawa M, et al：Sustainable nurse-led care for people with dementia including mild cognitive impairment and their family in an ambulatory care setting：A scoping review. *Int J Nurs Pract*, 18：e13008, 2021.
22）矢吹知之：人権と共生社会　認知症の本人と家族の一体的ケアプログラム　日本版ミーティングセンター・サポートプログラムの開発．老年精医誌，**32**(2)：193-200，2021．

MB Med Reha No.273：49-57, 2022

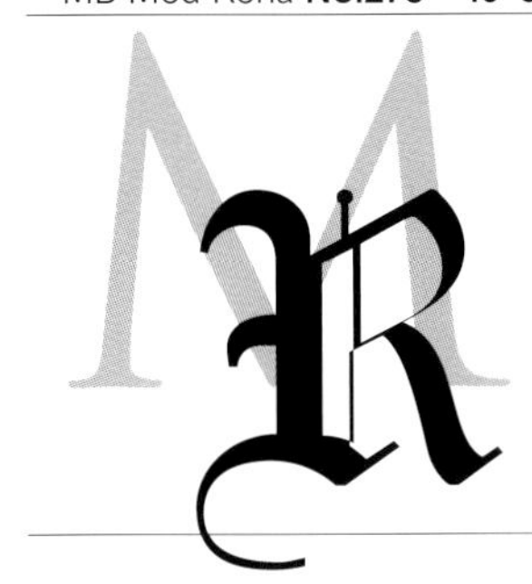

特集／認知症の人の生活を考える―患者・家族のQOLのために―

認知症の人の生活の自律尊重

吉際俊明[*1]　桑田美代子[*2]

Abstract　認知症の人のケアに携わる際に，その人の尊厳を守ることや自律を尊重することの重要性は理解していても，特に自ら意思表明ができなくなった対象者にかかわる際には，今行っている対応の是非やその後の影響などを判断することが非常に難しいことを実感する．そのような課題に対して，対象者の最期の姿によってそれまでの対応を推し量る，または，最期の姿を具体的にイメージしてそこから逆算して現在の対応の是非を判断するといった視点を持つことは，認知症高齢者の自律支援の質を高めるために有用な方法と考える．当院では，日常生活や余暇生活において認知症高齢者が自律した生活が送られるように支援しながら，"動く"機会を意識的に高める対応を実践している．これらの対応は，最終的に対象者の尊厳が保たれた関節拘縮のない"美しい姿"で最期を迎えていただくことにつながり，関節拘縮の状況から日々の対応を振り返りながら，対象者に豊かな最晩年を過ごしてもらうことを目指している．

Key words　認知症(dementia)，自律支援(autonomous support)，活動(activities)，関節拘縮(joint contracture)

はじめに

我が国における認知症の人の数は，高齢化の進展により増加が見込まれており，団塊の世代が75歳以上になる2025年には，65歳以上の高齢者の約5人に1人が認知症になると推計されている[1)]．

そのような中，国は「新オレンジプラン」[2)]の策定や「認知症施策推進大綱」[3)]を取りまとめるなど，認知症の人の意思が尊重され，自分らしく暮らし続けることができる社会の実現を推し進めている．また，高齢多死社会の進行を見据え，アドバンス・ケア・プランニング(advance care planning；ACP)の普及・啓発活動も活発に進められ，認知症が進行し意思決定が難しい状態となる前に，本人・家族・医療従事者があらかじめ今後の治療・療養について話し合う機会をつくることの必要性を唱えている．これらの取り組みは，認知症となっても個人の尊厳が守られ，自律を尊重する生活が保証されるためにとても重要なことである．ただこれらの話題の中心は，認知症による意思判断ができなくなる前の段階であり，高齢者のケアに携わる我々は，実際には，自ら意思表明ができなくなった対象者にかかわることも多く，尊厳を守ることや自律を尊重することの重要性は理解していても，今行っている対応の是非やその後の影響などを判断することが非常に難しいことを実感する．自分が良かれと思って支援していることがはたして認知症高齢者の自律を支援することになっているのか，尊厳が守られるような対応であるのか．このような問いに対する答えは，対応が

[*1] Toshiaki YOSHIGIWA，〒198-0014 東京都青梅市大門1-681　医療法人社団慶成会青梅慶友病院リハビリテーション室，室長
[*2] Miyoko KUWATA，同病院看護部，部長／看護介護開発室，室長

続けられたその先でみえてくると考える.「ご遺体は通信簿」[4]といわれるように，対象者の最期の姿によってそれまでの対応を推し量る，または，最期の姿を具体的にイメージしてそこから逆算して現在の対応の是非を判断する．そんな視点を持つことも上記の問いの答えになるかもしれない．

青梅慶友病院(以下，当院)は1980年の開院以後，高齢者にとって医療が身近にあること，尊厳に配慮した介護を受けられること，そして退院を迫られないことなど，“自分の親および自分を安心して預けられる施設をつくる”ことを目指して運営を続けている．2021年10月現在，約570名の入院患者を有し，患者の平均年齢は90.3歳，平均在院期間は3年9か月，認知症高齢者の生活自立度Ⅲ・Ⅳ・Mにあたる，いわゆる重度の認知症を呈する患者は8割，障害高齢者の日常生活自立度B・Cレベルは約9割を占め，ほとんどの患者が日常生活全般に介護を必要とする，また，入院中の患者の9割は当院で最期を迎える．開院から40年，人生の最晩年を過ごす入院患者のQOLを高めるためにこれまで様々な取り組みを続けてきているが，本稿では当院における日常生活や余暇活動での認知症高齢者への対応を紹介し，その結果として示している“最期の姿”の重要性について報告する．

日常生活における自律支援

認知症はその原因疾患により進行の経過にはいくつかの特徴を示すが，いずれにしても加齢に伴い徐々にADLや生命維持能力が低下する．このような経過に対し，“できない”ことに着目して低下した機能や能力を補う対応は重要ではあるが，注意すべきは“できない”ことすべてを支援することではない．低下した機能・能力の予防，改善という視点で“できること”にも着目しながら，対象者に可能な限り自ら行ってもらうという対応も重要となる．介護を受ける側は，できなくなった行為について，他者の手を借りることに対するうしろめたさや卑屈を感じていることが多い[5]．それに対して介護する側は「その人のため」と思ってとっている行動が不快感を与える可能性があることも考慮しなければならない．介護を受ける側がする側の対応に不快感を覚えると，その対応に拒否を示すばかりか，それが続けば介護そのものを拒否し，暴力や暴言といったBPSD(behavioral and psychological symptoms of dementia)を引き起こし助長することになる．そうなればより一層介護する側の負担が高まり，細やかで丁寧な対応をすることが難しくなる．ともすれば，問題行動を抑えるために過剰な服薬調整や身体抑制といった対応を選択することにもなりかねない．このような悪循環が繰り返されれば，着替えをする，身づくろいをする，食事をする，排泄をするなど，人としての当たり前の行為が行われにくくなり，次第に身体が動く機会が失われてくる．箕岡[6]は，「介護の実践において“自律”(自分のことは自分で決める)を尊重し，“自立”を支援することが尊厳に配慮することになる．すなわち，高齢者を一人の“人”として尊重し，本人の意見や価値観に耳を傾け，快適な生活が送れるように自立を支援することである．意思決定能力がなく，自分のことが自分でできない人も同じで，その尊厳に配慮することが大変重要である」と述べている．そして大田[7]はその著書のなかで，介護でいう尊厳は対局にある虐待を考えるとわかりやすいと述べている．高齢者虐待の防止，高齢者の養護者に対する支援等に関する法律(2006年)の五類型を例に挙げ，無理やり食べさせるような身体的虐待，他人の前で排泄させるような性的虐待などがないことが尊厳にあたり，とりもなおさずこれらは我々が日常の生活で普通に行っていることを普通に介護することであり，関節拘縮や褥瘡をつくることは，介護にかかわる関係者全員の責任で介護放棄(ネグレクト)の結果生じるものと憂いている．

これらのことからも，認知症高齢者の自律支援には，対象者の感じること，思うこと，考えることをおもんばかること，そしてそれを実現しようとする姿勢が欠かせず，ただそれは決して特別なことでなく，人として生活するなかで普通のことをケアすることといえよう．

当院のケアにおける尊厳の保持は，「惨めでない」「苦痛がない」「大切にしてもらっている」この3つの要素が揃うことを目指し，その実現のために，物的環境・人的環境を整えること，患者をきれいにすることをケアの指針としている．物的環境はベッドのうえやその周囲の整備から臭気・室温・物音などの空間の調整に及び，人的環境はスタッフの言葉づかいや振る舞いをベースにして，高齢者の機能・能力に合わせた日常ケアの方法を示す．そして，これらの環境を整えつつ患者の整容や衣服などの身づくろいを美しく整えることを実践している．生活の場としての環境を整備すること，五感を生かした食事がされるように努めること，恥ずかしさや苦痛に配慮した排泄・入浴ケアをすること，不動に伴う苦痛と無造作に動かされる苦痛を考慮した体位変換を行うことなど，これらの対応は認知症高齢者の自律した生活を尊重し心地よく過ごすために不可欠なことであり，対象者が動ける動けないにかかわらず生きていくうえで欠かせない基本的な生活行為を支援する，という極めて基礎的な，かつ重要な対応と考えている．また，食事をすること，排泄をすること，寝返りをうつことといった生活行為の局面は，すべて"動くこと"であり，動くことを支えるケアは，活動性を高めることにつながると考える．そしてこれらのケアの基本的な考え・具体的方法は，主体となる看護・介護職だけでなく，患者にかかわるすべての職種が認識されれば，生活が具体的にイメージされてチームとしての支援に厚みが生まれる．そのため当院では，これらのケアの標準化した11項目をカード化し，多職種で共有されるよう努めている（**図1**）．

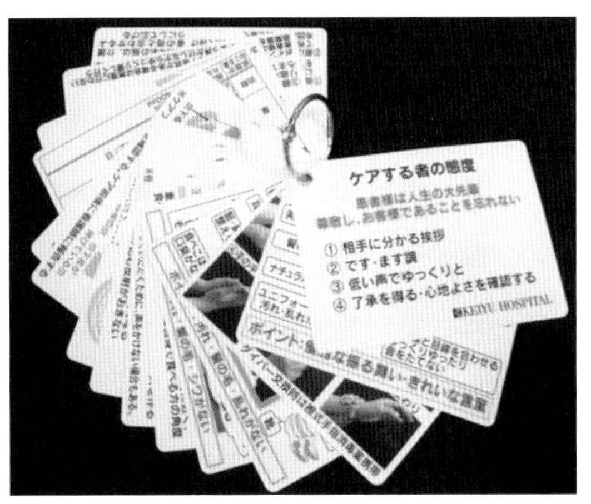

図 1. 青梅慶友病院で使用するケアの基本集（basic care digest）「BCD カード」beauty（美しさ）/comfort（心地よさ）/dignity（尊厳）の意味合いも含む

余暇生活における自律支援

余暇生活の充実は生活に潤いを持つためにも不可欠である．仮に日常生活が落ち着いていたとしても，楽しみがなければ豊かな人生とは言い難い．行きたい場所，やりたいこと，食べたいものなどの思いや意思を引き出し，個人の嗜好や価値観を反映させることが重要である．事実，余暇活動に焦点をあてたレクリエーションサービスには，生活の快適性を向上させる効果，さらには生きがいを創造する効果があるとされ[8]，QOL の向上に直結する自律支援ともいえる．ただ，認知症高齢者は抑うつやアパシーなど意欲の低下がみられることが多く[9]，対応は重要であるが難渋することが多い．日常生活の自律支援が「内」への関心事を和らげる対応であれば，余暇生活の自律支援は「外」への関心を引き出すことといえよう．当然，強引な誘いや強制ではなく，自己決定ができる環境を整えることが必要であり，本人から意思を汲み取ることが難しければ家族から情報を集めることも重要となる．

当院では，年間31種約3,000回の余暇活動を提供し，楽しんでいただくための機会が保たれるように努めている．これらの活動は，習慣的に行うものや季節を感じてもらうもの，個人的な趣味嗜好に合わせたものや仲間や家族と一緒に楽しむものなど，本人の意向を汲み参加したくなる活動を，レクリエーションワーカーやリハビリテーション専門職，看護・介護職も含めて複数の職種で企画運営し，参加の誘いかけや開催場所への移動，参加の仕方まで細かく対応している（**表1**，**図2**）．

表 1. 青梅慶友病院の主な余暇活動

目的	種別	種目	頻度・時期	コンセプト	年間開催
日々を季節を楽しんでいただく	芸術	慶友コンサート	月1回	“本物”の体験を再現・実現する	12
		壁画前音楽会	月2回		24
		和菓子の会	年1回		1
	趣味／娯楽	歌の会	週1回	定期的な活動機会を設ける	52
		コーラス	月1回		12
		映画	月1回		12
		デイタイムサービス	毎日		365
		フィットネスクラブ	週2回		104
		調理倶楽部	月2～3回		30
		病棟内レクリエーション(9～10種)	週3～4回		2,016
	サプライズサービス	ワゴンサービス	不定期	日常生活に驚きや癒しのアクセントをつける	24
		ピアノ演奏	不定期		240
		写真撮影会	年2回		2
	外出	お花見	3～4月	季節ごとの景色・雰囲気を味わう機会をつくる	7
		新緑の会	5月		2
		秋の味覚まつり	10月		2
		ドライブサービス	3, 5, 11月		54
		年初めの会	1月		2
	宗教	法話会	年2回	宗教的な習慣を継続する機会をつくる	2
		イースター礼拝	年1回い		1
		クリスマスミサ	年1回		1
		讃美歌を歌う会	年4回		4
合計		31種			2,969回

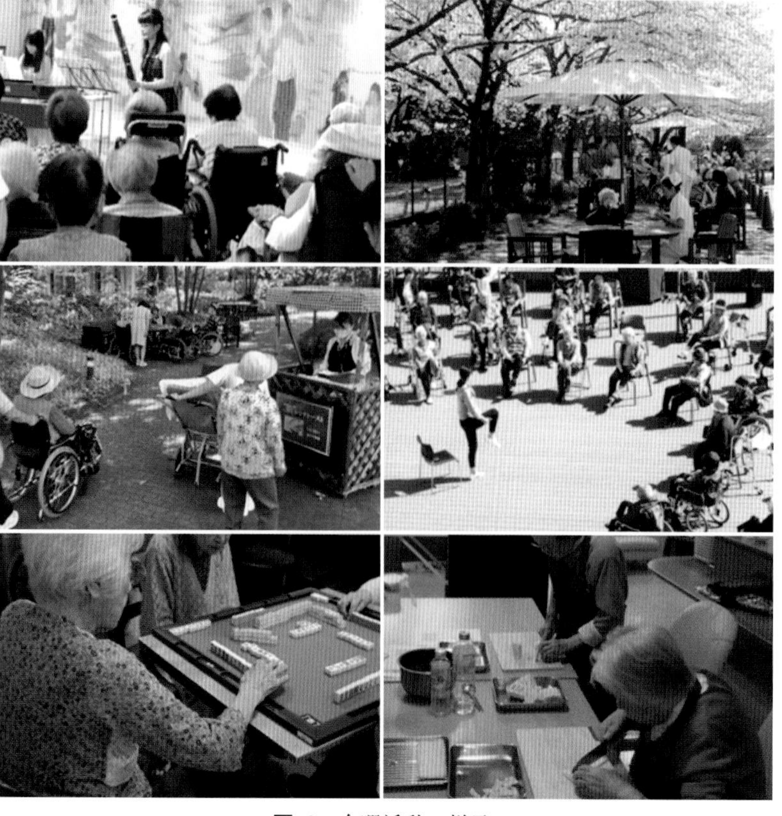

図 2. 余暇活動の様子

この企画運営の際に留意していることは，認知症が重度になるほど対象者のわかりやすさを求める傾向が強くなるため，場合によっては幼稚な内容になりがちになることである．高齢者が大人として魅力を感じ，楽しんでいただけることを意識することが重要であり，また，時間や空間の使い方，かかわる人などを工夫することも大事なポイントと考えている．楽しみ方の幅を広げ選択肢を増やすことは，嗜好や価値観を汲み取るチャンスとなり，その後の内容を充実させることも可能となる．また，活動に参加することは，それ自体に聞く，見る，話すなどの五感が使われることになるが，そこに出向くまでにはベッドから起きて着替えをし，身なりを整え移動するという行為が生まれる．この事前の行為が体を動かす機会になり，参加と合わせて活動性が保たれることにつながると考える．

つまり，余暇活動の提供は認知症高齢者の自律支援において重要な要素であり，心身が活動的に働く機会としても貴重な時間であるといえる．

リハビリテーション専門職としての役割

では，我々リハビリテーション専門職は，これらの生活における自律支援に対してどのようにかかわることができるのか．「リハビリテーション」のイメージは，機能回復といういわゆる狭義の解釈で捉えられることが多い．しかしながら，その解釈はもっと広義に捉えるべきである．政府が示した障害者基本計画[10]では，「障害者の身体的，精神的，社会的な自立能力向上を目指す総合的なプログラムであるとともに，それにとどまらず障害者のライフステージのすべての段階において全人間的復権に寄与し，障害者の自立と参加を目指すとの考え方」と明記されている．つまり，機能や能力の回復が見込める者への対応だけでなく，障害が生じているすべての対象者に尊厳が守られた生活を支援することといえる．尊厳が守られた生活を支援するという意味では，認知症高齢者の生活の自律支援と全く違わない考え方である．

認知症により日常生活に介護が必要な高齢者，なかでも特にエンド・オブ・ライフの時期にあたる認知症高齢者は，加齢による心身機能の低下や活動量の減少，さらに認知症だけでない身体的な疾患による廃用症状を発生させる可能性が高い．したがって，この時期のリハビリテーションは，加齢と疾患が契機となる二次障害を極力抑え，さらには悪循環のなかで生じる三次，四次的ともいえる廃用症状を予防し，尊厳の守られた生活を実現することが目的となる．先にも述べたが，尊厳が守られた生活とは，人として当たり前の生活を当たり前に行うことであり，その生活をおびやかす重大な問題の1つに関節拘縮が挙げられる．関節拘縮の重篤化はQOLを著しく低下させることは広く知られている[11]．例えば，股関節の屈曲・内転拘縮のために鼡径部や陰部の清潔が保ちにくい，手指に発生した重篤な屈曲拘縮によって手掌面が不衛生な状態になる，四肢が動かしにくいために着替えができないなど，このような状態は，外出機会の減少につながるだけでなく，ケアの際に皮膚や関節を傷つけるリスクを高め，最悪の場合，骨折を引き起こす可能性もある．これらの問題に対処するため，当院のリハビリテーション専門職は，対象者の身体面と生活面を整えることを実践している．身体面を整えることはまず，運動療法の実施者として関節や身体に必要な負荷をかけることを行っている．寝たきりレベルの状態であっても可能であれば座位姿勢をとり，下肢や体感に重力負荷をかける．さらに可能であれば立位，歩行を行う．座位をとることが困難であれば関節や身体を他動的に動かすなど，ADL能力にかかわらず残された最大限の機能に働きかけ，ADLに直接結びつかない場合であってもこれらの対応がQOLを高める基礎になることを意識して行っている．また，これらの直接的なアプローチはごく限られた時間となるため，廃用症状を予防するためには十分とはいえず，これらの運動療法的要素を生活のなかに組み込む調整も行っている．具体的には，看護・介護職の日々のケアのな

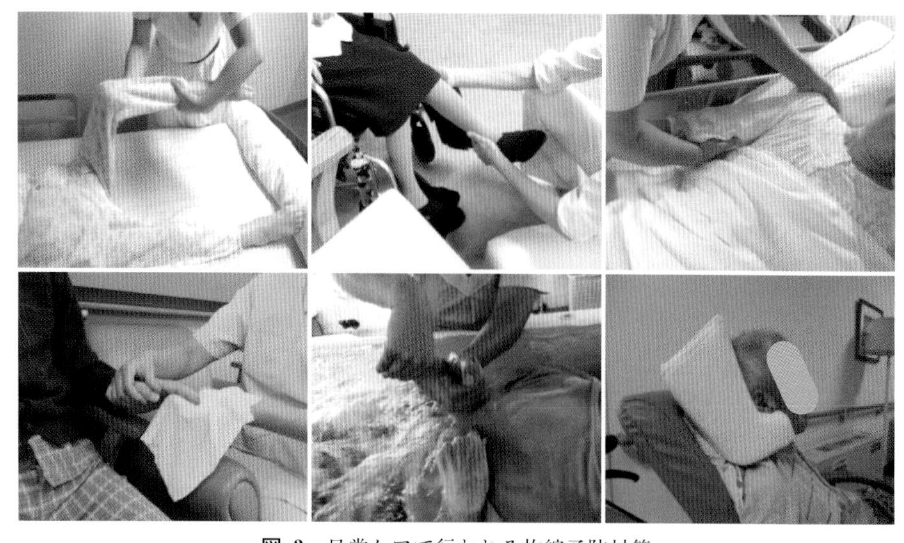

a | b | c
d | e | f

図 3. 日常ケアで行われる拘縮予防対策
a：おむつ交換終了時の下肢の屈伸
b：車椅子移乗時の膝関節伸展
c：掛布団から腕を出すときの肩関節外転
d：おしぼりで手を拭くときの手指伸展
e：入浴時の手指伸展
f：頚部後屈傾向にあるときの専用枕の使用

かに関節の他動運動を組み込むこと(**図 3**)や，車椅子から椅子へ座り替える機会を設けること，座って過ごす椅子やテーブルの高さを足底が床に接地し姿勢が安定する高さに調整することや，安全に歩行できるように歩行補助具を調整することなどである．そして日々の余暇活動への参加を促すことなども積極的に行っている．これらの対応は特別な器具は必要とせず，日頃から患者にかかわる職種であれば誰にでも実施可能であり，1回の量が少なくても1日のうちに何度も実施されることになり活動性を保つ効果が期待できる．当然，これらの実践には日頃から対象者にかかわっているすべての職種が目的と必要性を認識することが不可欠であるが，一方で継続することの難しさが挙げられる．廃用症状の予防対応は効果を実感しにくく，長期にわたって継続しなければならない[12)13)]ため，定期的にその効果を示していくことが重要となる．

このような課題に対する解決策の1つとして，当院では｢拘縮予防対策｣に取り組んでいる．当院の拘縮予防対策は，“美しい姿で最期を迎えていただく”という取り組みの目的を言語化し，その“美しい姿”を，口が閉じられ，顔が正面を向き，両手を胸の前で組み，両足が伸びた自然な寝姿とイメージを具体化している(**図 4**)．この“美しい姿”を構成する関節と運動方向を，清潔の保持と活動性を保つことを考慮して最低限のものに絞り，許容される可動域を定めている(**図 5**)．そして2か月ごとに，すべての入院患者の対象関節の測定を行い，許容を超えた関節可動域制限があった場合に｢拘縮保有者｣と判定し，その人数と割合をフィードバックして多職種で共有している(**図 6**)．関節拘縮を予防するためには，日頃から身体が適切に動かされていることが必要であり，この｢拘縮保有者｣の結果を示すことは，日常ケアや余暇活動において活動性が保たれているかを確認する機会となる．患者の生活をどのように整え，そのなかでいかに拘縮を発生させないように対応するかという視点は，認知症高齢者の自律生活を尊重しQOLを向上させるためにも非常に重要であり，結果として尊厳が守られた生活が送られたかどうかを推し量る指標となると考える．

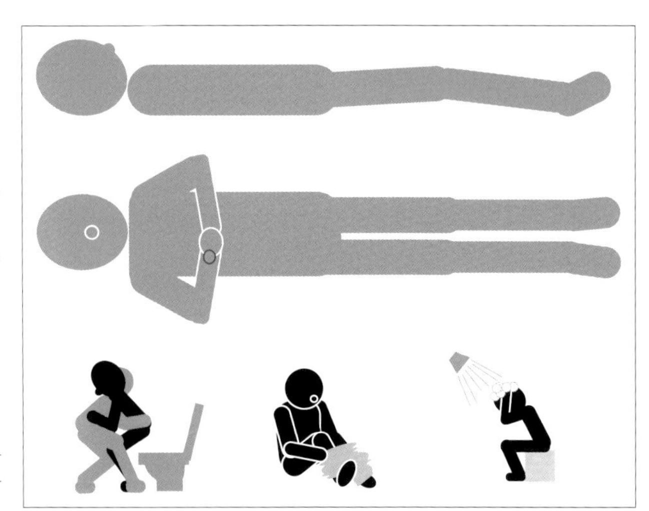

図 4.
青梅慶友病院の拘縮対策が目標とする“美しい姿”
a：背臥位，横から見た図；顎が上がっていない，膝が曲がっていない．
b：背臥位，上から見た図；顔は正面を向いている，両手を胸の前で組むことができる，左右が対称である．
c：清潔を保つことができる；例えばトイレに行ける，着替えられる，入浴ができる．

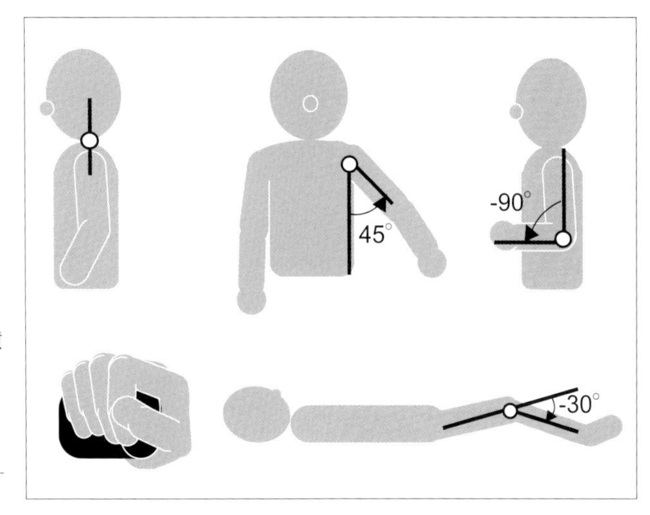

図 5.
対象関節とその許容域
a：頚部前屈，0°（正中位）
顎関節，口が閉じる
b：肩関節外転，45°
c：肘関節伸展，−90°（屈曲，90°）
d：手指（示指〜小指），手掌との間が二横指
e：膝関節伸展，−30°（屈曲，30°）

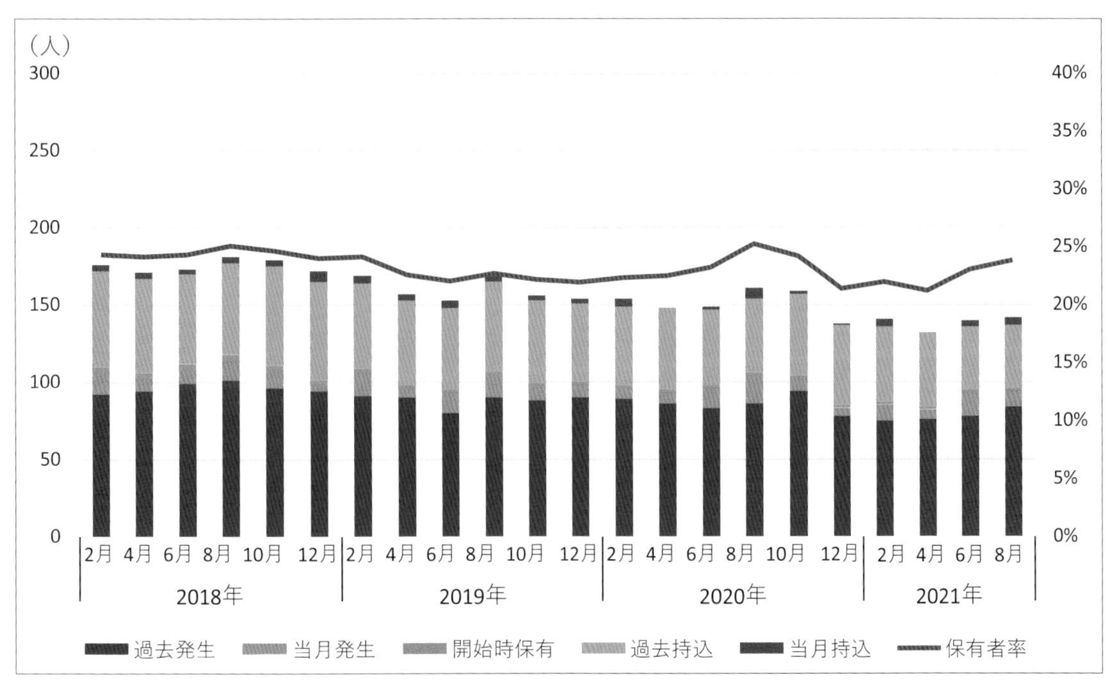

図 6. 多職種で共有する関節拘縮の保有者数ならびに保有者率
当院では理学・作業療法士が２か月ごとに全入院患者の対象関節の可動域測定を行い，その結果を看護・介護職と共有している．「在院中の発生」「入院時の持ち込み」などの内訳も示し，入院中の発生を極力抑えるよう努めている．

おわりに

認知症が重度になるほど本人の思いや意思を汲み取ることは難しくなる．一方，介護する側は日々同じようなケアを繰り返し行うためその重要性は認識されにくく，単なる「生活上のお世話」のように思われがちとなる[14]．しかしながら認知症高齢者の自律支援や意思を汲み取ることは，毎日のケアを通して対象者に触れているからこそできる技術であり，その技術を生かすも殺すも介護する側の心に尊厳があるか否かが重要となる[15]．当たり前のことを当たり前に行う生活を支援し，その結果として人として自然な美しい姿で最期を迎えていただく．この目標を持つことが，日々のケアの重要性を認識することにつながると考える．そして，日々を，季節を楽しんでいただき，生きがいを感じられる人生を支援することができれば，認知症が重度であったとしても豊かな人生が送れることになるであろう．介護される側と介護する側の双方が充足された日々が送られることを強く望む．

文　献

1）内閣府：平成29年版高齢社会白書(概要版)，〔https://www8.cao.go.jp/kourei/whitepaper/w-2017/html/gaiyou/index.html〕(2021年10月23日閲覧)．
Summary　高齢社会対策基本法に基づき，1996年から毎年政府が国会に提出している年次報告書．高齢化の状況や政府が講じた高齢社会対策の実施の状況などを示している．

2）厚生労働省：認知症施策推進総合戦略(新オレンジプラン)，〔https://www.mhlw.go.jp/file/06-Seisakujouhou-12300000-Roukenkyoku/kaitei_orangeplan.pdf〕(2021年10月23日閲覧)．
Summary　認知症の人の意思が尊重され，できる限り住み慣れた地域の良い環境で自分らしく暮らし続けることができる社会の実現を目指し，厚生労働省が2015年に関係府省庁と共同で策定．7つの柱に沿って施策を具体的に解説している．

3）厚生労働省：認知症施策推進大綱，令和元(2018)年6月18日，〔https://www.mhlw.go.jp/content/000522832.pdf〕(2021年10月23日閲覧)．
Summary　新オレンジプランの後継施策としてまとめられた．認知症の人や家族の視点を重視しながら，「共生」と「予防」を車の両輪としていくための施策が具体的に書かれている．

4）大田仁史ほか：終末期介護への提言「死の姿」から学ぶケア，中央法規出版，2010．
Summary　終末期リハビリテーションを提唱する著者が，ご遺体の状態からケアのあり方をさかのぼって考える必要性を訴えている．

5）桑田美代子ほか：高齢者のエンドオブライフ・ケア実践ガイドブック　第1巻　死を見据えた日常生活のケア，p. 14，中央法規出版，2016．
Summary　エンドオブライフ・ケアの質を高めるために欠かせない「管理」の視点でまとめられた効果的なケアの手法が書かれている．

6）箕岡真子ほか：ケースから学ぶ高齢者ケアにおける介護倫理　第2版，p. 47，医歯薬出版，2021．
Summary　高齢者ケアにおける倫理的問題に対して“気付き”をもつための基礎となる倫理的・法的基礎知識をわかりやすく解説している．

7）大田仁史：大田仁史の「ハビリス」を考えるⅢ　リハビリ備忘録，pp. 40-43，三輪書店，2013年．
Summary　終末期リハビリテーションを提唱する著者が，リハビリテーションの思想やあり方をさまざまな視点から論じるシリーズものの1冊．

8）小池和幸：医療現場におけるレクリエーション援助の考え方と方法．日本レクリエーション協会(監)，福祉レクリエーション援助の方法，pp. 9-34，中央法規出版，2000．
Summary　医療現場でレクリエーションが取り入れられることがなかった時代から先駆的に実践していた著者が，高齢者に対するレクリエーションの必要性や具体的方法を記した1冊．

9）羽生春夫ほか：まるごとわかる！認知症，pp. 8-15，南山堂，2020．
Summary　高齢者ケアにかかわる医療スタッフが，認知症の基礎知識やその対処法について学べるイラスト付きのわかりやすい内容．

10）内閣府：障害者基本計画2002，〔https://www8.cao.go.jp/shougai/suishin/kihonkeikaku.html〕(2020年10月24日閲覧)．
Summary　障害者基本法に基づき策定された障害者の自立および社会参加の支援などのための施策

11）福田卓民：エンド・オブ・ライフケアとしての拘

縮対策の目的と意義．福田卓民ほか(編)，エンド・オブ・ライフケアとしての拘縮対策—美しい姿で最期を迎えていただくために，p. 20，三輪書店，2014.
Summary 障害高齢者の尊厳を守るために必要な拘縮予防について，最新の基礎研究と具体的な臨床データや実践内容について解説されている．
12）浜村明徳：維持期リハビリテーションとは—維持期におけるリハビリテーションの必要性と役割．日本リハビリテーション病院・施設協会(編)，維持期リハビリテーション，pp. 2-8，三輪書店，2009.
Summary 維持期リハビリテーションの必要性やその役割，各種サービスの概要を踏まえて，当時の現状と課題について記されている．
13）石田健司ほか：運動器疾患．総合リハ，**37**：313-318，2009.
Summary 運動器疾患における廃用症候群に対する種々の治療介入手技や成果について述べられている．
14）桑田美代子：看護・介護の治療戦略．福田卓民ほか(編)，エンド・オブ・ライフケアとしての拘縮対策 美しい姿で最期を迎えていただくために，p114，三輪書店，2014.
Summary 障害高齢者の尊厳を守るために必要な拘縮予防について，最新の基礎研究と具体的な臨床データや実践内容について解説されている．
15）大田仁史：大田仁史の『ハビリス』を考える—リハビリ忘備録，pp. 61-64，三輪書店，2011.
Summary 終末期リハビリテーションを提唱する著者が，リハビリテーションの思想やあり方をさまざまな視点から論じるシリーズものの1冊．

MB Med Reha No.273：59-63, 2022

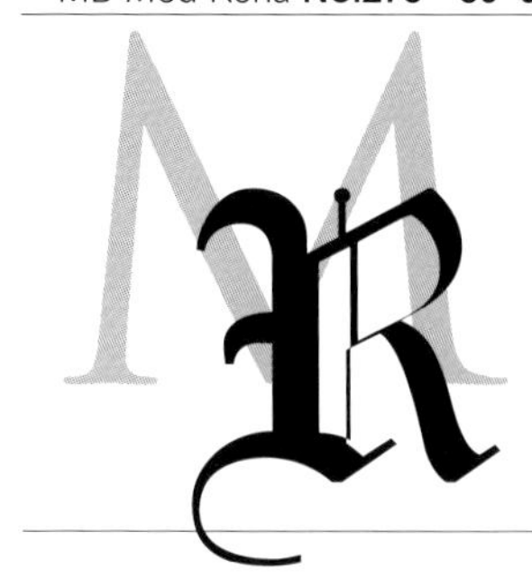

特集／認知症の人の生活を考える―患者・家族のQOLのために―

在宅生活のリアルからみた認知症の人のQOLとは

内門大丈[*1]　繁田雅弘[*2]　菱本明豊[*3]

Abstract　認知症の人の在宅医療・認知症初期集中支援事業にかかわるなかで，地域には様々な環境や人間関係の背景を持つ認知症の人が大勢いることに気が付く．まだ認知症ではない軽度認知障害の方から高度認知症まで，重症度も様々であるが，そもそも背景疾患もアルツハイマー型認知症であったり前頭側頭型認知症であったりと異なる．これらの状況のなか，個々人の認知症の人のQOL(quality of life：生活の質)をどのように考えれば良いのか．またQOLを満足なものにして，認知症であっても生きがいを持って生活していくためには，おそらく医療・介護だけのアプローチのみでは不十分である．本稿では，「在宅生活のリアルからみた認知症の人のQOL」そのなかでも特に「生活環境」について紹介しながら，医療・介護の枠組を超えた「SHIGETAハウスプロジェクト」の可能性について言及する．

Key words　認知症(dementia)，quality of life；QOL，生活環境(living environment)，在宅医療(home health care)，認知症初期集中支援事業(initial-phase intensive support team for dementia)

はじめに

筆者が院長を務める湘南いなほクリニック(以下，当院(2022年3月現在))は，在宅療養支援診療所であり，認知症専門医が，認知症や老年期精神障害を中心に在宅医療を行うという全国でも比較的稀な取り組みをしている診療所である．当院は，通常の外来診療も行っているが，外来診療のみで，本人の様子や家族からの情報を聴取するだけでは，どのような生活をしているかはっきりと知ることは難しい．今回，「在宅生活のリアルからみた認知症の人のQOL」というテーマを与えられたが，医師である筆者が知っている在宅生活とは，「訪問診療」や「認知症初期集中支援事業」を通じて，知り得た認知症の方たちの在宅生活ということになる．WHOは1994年にQOLを「一個人が生活する文化や価値観のなかで，目標や期待，基準，関心に関連した自分自身の人生の状況に対する認識」と定義し，「WHO／QOL」と呼ばれるQOL基本調査票のなかで，QOLの構成領域を「身体的領域」「心理的領域」「自立のレベル」「社会的関係」「生活環境」「精神性／宗教／信念」の6領域に分けている[1]．本稿では，具体的な症例をいくつか挙げながら，認知症の人のQOL，特に「生活環境」なかでも居住環境のQOLを中心に考察をしていきたい．居住環境が悪いことにより身体的な健康を損ね，心理的側面からも不快な状態が続き，かつ友人などの来訪も減り，人間関係も構築しにくくなる，という社会的関係の破綻なども考えると，QOLの他の構成領域にも波及していくとい

[*1] Hirotake UCHIKADO，〒254-0014 神奈川県平塚市四之宮5-20-4　メモリーケアクリニック湘南，理事長・院長／横浜市立大学大学院医学研究科精神医学部門
[*2] Masahiro SHIGETA，東京慈恵会医科大学精神医学講座，主任教授
[*3] Akitoyo HISHIMOTO，横浜市立大学大学院医学研究科精神医学部門，主任教授

う点からも重要なものと考える．また「生活環境」におけるQOLを上げるためのアプローチとして地域のなかで何ができるのかを考えていく．

認知症へのアウトリーチ機能
～在宅医療と認知症初期集中支援事業～

当院は，2011年開業当初から，在宅療養支援診療所として運営してきた．在宅療養支援診療所とは簡単にいえば，在宅医療を提供する診療所である．在宅医療とは，慢性的な病気や障害のある人を，計画を立てて定期的に訪問診療を行い，突発的な病状悪化時に，相談や往診を行うということになる．つまり，患者の居住する施設や自宅に普段から通い，病状悪化時にも，生活の場へ診に行くという形をとるために，「認知症の人」を在宅医療でフォローする場合には，もっともその人の在宅生活をみることができる立場にあり，その人の「生活環境」を直接的に体験することができる．一方で，2017年4月から平塚市より，認知症初期集中支援チームとして，当院が委託を受けた．このチームは，医療職と介護職のスタッフが「認知症の人」およびその家族を訪問し，包括的，集中的に自立生活のサポートを行い，なかでもその人の在宅生活の現状を把握することが重要になってくる．在宅医療と同様に，認知症初期集中支援チームの中核はアウトリーチであり，医療につながっていない人を医療につなげるためには，チーム員によるアウトリーチからの外来受診ではなく，そのまま在宅医療に移行したほうがスムースであることも多い．いずれにせよ，これらのアウトリーチ機能を持つ当院は，認知症の人の在宅生活をよく知る機会に恵まれているといえる．

在宅生活のリアルからみた認知症の人のQOL
～訪問診療と認知症初期集中支援事業のなかで出会った人々～

1．症例紹介

ここで紹介する事例は，個人が特定されることのないように改変を加えた．なお，訪問診療導入時点において，本人もしくは家族などより，症例報告などを含めた発表に関しての同意を取得している．

1）症例1：Aさん，80代，女性．認知症初期集中支援チーム選定ケース．

【診断】老年期認知症，発達障害【既往歴】特記すべきことなし．【臨床経過】60歳までは事務職の仕事に就いていた．定年退職後は趣味の短歌の会に参加していた．独身で独居生活であったが，70歳台半ば頃までは普通に生活ができていたと近所に住む妹夫婦からの話であった．その後，徐々に引きこもり生活となると，家のなかは乱雑になり，妹夫婦が地域包括支援センターに相談．選定会議を経て，対象者として認定された．

初回訪問から訪問診療へ：チーム員の医師1人，看護師1人，地域包括支援センター1人で，妹夫婦宅に訪問．そのときに本人には，妹宅に来てもらった．小柄な女性で，礼容は保たれているが，着衣は汚れている．衣服には小虫が付着している．病院には通院したことがなく「何も困っていない」と話をする．記憶障害はありそうだが，なんとか独居生活は続けられており，過去の生活歴や疎通性から発達障害(自閉スペクトラム症：autism spectrum disorder；ASD)の可能性が疑われた．本人には，「高齢でもあり，定期的に診察しにきても良いですか．」とお聞きし，同意が得られたために訪問診療導入となった．3回目の診察の際に，本人宅で診察することになった．玄関のなかに入ると，そこは異臭を放った部屋で，生ごみを含めたゴミが散乱し足の踏み場もない状況であった(**図1**)．大きなゴキブリが台所のシンクにうごめいていて，人間をみても怖がることなく寄ってくる状況であった．ゴキブリの卵がうずたかくつみ上げられ，そこから小さな無数の幼虫がわきだしていた．本人に主治医が交渉し，「生ごみだけでも片付けさせてもらえないか」と相談し，本人監視のもと，スタッフ2人が，ビニールのゴミ袋に生ごみを回収しはじめた．本人なりのこだわりがあり，新聞紙などは捨ててもらいたくないようで,「それは捨てないで」などの指示が時折入った. 20 分程度作業をして, 大きなゴミ袋を 5 つ程度回収できたところで, そのゴミ袋を部屋の外に持ち出そうとしたときに, 本人から「部屋のなかに置いて行ってもらいたい」との指示があり, 結局, 生ごみをゴミ袋に移しただけの結果となってしまった. その後, ゴキブリ駆除のためのホウ酸団子を置くなどの工夫をしたが, 数か月後に原因不明の感染症で救急搬送されるまで, 居住環境に関してほとんどなにも介入することができなかった.

症例 1 からの考察：本症例は独身の高齢女性で, 周囲と孤立した生活を送っていた. 身だしなみは不衛生で無頓着であり, 生ごみを含めた不要な物をため込んだ結果, ゴキブリなどの害虫が部屋のなかを闊歩し, 居住環境が劣悪な状態となってしまった. いわゆるディオゲネス症候群(Diogenes syndrome)と考えられる[2]. 本症例は, かなり極端な例ではあるが, 高齢になり認知症を発症すると, 介護者がいない状況では, 生活環境の衛生を保てない場合が多い. そして, 本人がそのことに対して違和感がなく, 清潔な環境を構築することを拒む場合に, どこまで介入することが許されるのか. 本人の意思を尊重することは, 認知症であったとしても大切であることに異論はないが, このような現場に遭遇したとき, 客観的にみれば, 彼らの「生活環境」の QOL は極めて低いと言わざるを得ない. 認知症を早期に診断し介入することができた場合には, 不衛生な生活環境を事前に回避し, QOL を改善することは可能なのではないか. ただし, 本症例は ASD も合併しており, さらに介入を難しくしている. 認知症診療ガイドライン 2017 の CQ3A-1[3]においても,「認知症者と家族の生活の質 QOL を高めるには, 認知症と診断された早い段階から認知症を有しつつ生活する方法を伝え, 社会資源へのつながりを促し, 将来計画を考えるための診断後支援 post-diagnostic support が必要となる.」と記載されている. 認知症初期集中支援事業の骨子は, 早期に診断し, 早いうちに医療・介護などの社会資源につなげることだといえる. 早期介入の結果,「生活環境」も維持することができれば, 体調を崩すことは回避できたかもしれない.

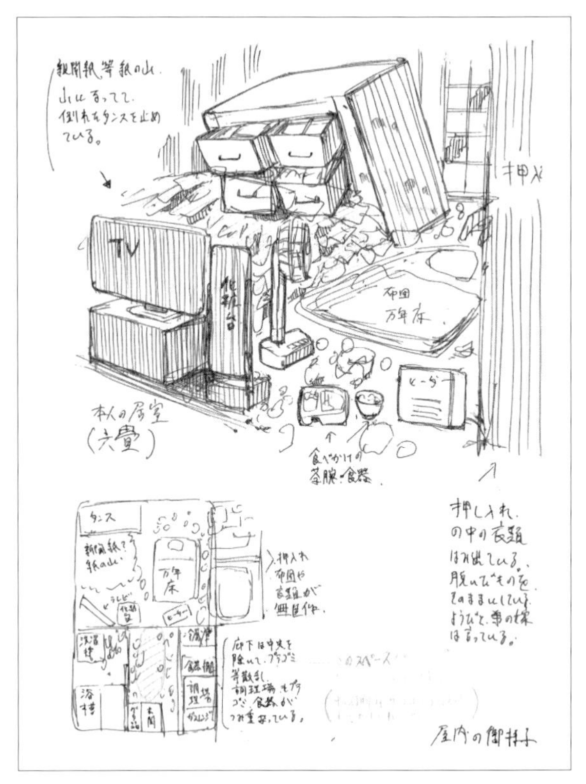

図 1. 地域包括支援センター
認知症地域支援推進員によるスケッチ

2）症例 2：B さん, 80 代, 男性, 平塚市生活支援課からの紹介.

【診断】老年期認知症【既往歴】詳細不明【臨床経過】X 年 4 月 28 日に, 平塚市生活支援課より生活保護受給中で, 無料低額宿泊所に入居中の高齢者の相談ということで当院に連絡が入る. ここ最近, 食事をとれない, 入浴も嫌がる, 夜の 12 時頃に徘徊する, 会話してもまともに返答できないとのことであった. X 年 5 月 1 日, ほとんど何も情報がないままに訪問. 70 歳くらいまでは調理師をやっていた, 子どもは 8 人くらいいると話すも, これが正確な情報かは不明. 話は迂遠で要領を得ない. 年齢も日付も正答できず, 認知症が疑われた. また, 無精ひげも生え, 爪ものびて整容を保てず, 着衣は不潔で異臭を放っている. 初診時の採血では, 低栄養状態を認める以外に異常所見な

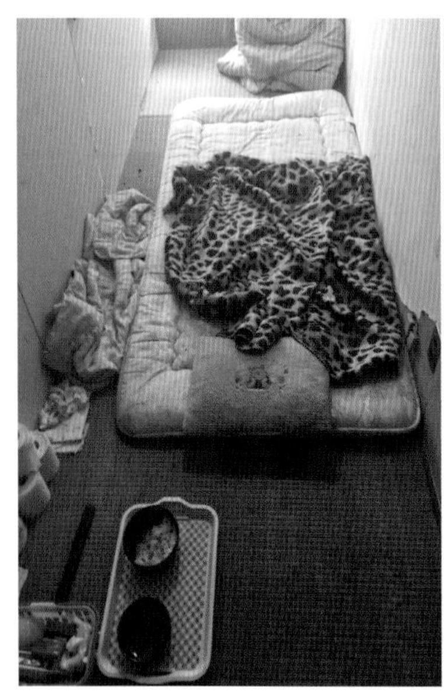

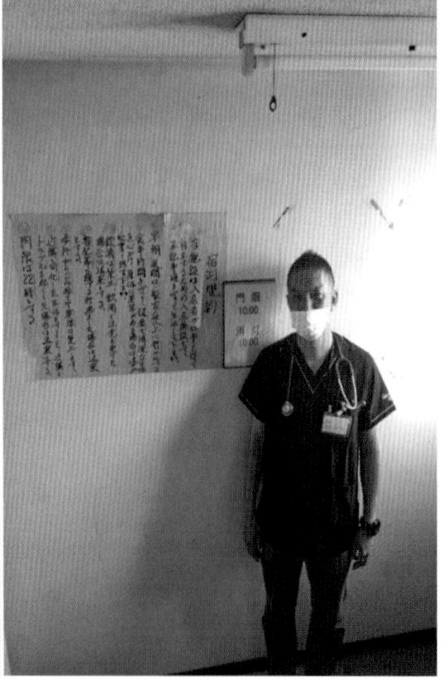

a|b

図 2.
a：居室内の様子．不衛生な場所で生活している．
b：筆者．宿泊規約の前で．門限10時，飲酒は禁止とされている．

し．1週間後，食事が全然とれないと宿泊所管理者からの連絡あり．部屋のなかは便まみれである(**図2**)．訪問看護，ヘルパーを導入するも，その数日後に，オムツ交換に行くが排尿がないとのことで，往診し，ポータブルエコーで前立腺肥大と1,000 m*l* 以上の尿の貯留を認め導尿施行．抗菌薬，前立腺肥大の治療薬を開始．その後も訪問看護にて，導尿をしてもらいながら様子をみるものの，同宿泊所では生活を維持していくことが困難と判断し，地域の病院への入院を調整した．

症例2からの考察：症例1と同様に，おそらく認知症による認知機能低下のために，自身の整容を保てなくなってしまった．訪問診療中に前立腺肥大をみつけたが，自身の病状もうまく説明できずに医療導入も遅くなってしまった．今回は，当初往診というアプローチを用いて介入することができたが，認知症があり，主たる介護者がいない場合には，医療・介護の導入が遅れてしまうことがある．認知症が高度になれば，本人がどのように生きていきたいか表現できないことが多い．援助者側としては，身体的な清潔を保ち，環境面を整備していくのが高度認知症のQOLを上げるために第1と考えることが多い．本症例では，症例1のディオゲネス症候群とは異なり，医療・介護の介入を本人が拒むことはなかったが，本人をサポートしてくれる人がおらず，介入が遅れてしまった．また，本症例に限らず，不衛生な居住環境は，「認知症の人」が介入を拒んでいないとしても援助者側も介入に二の足を踏むことが多い．本症例もどこの医療機関に相談しても往診を拒まれた結果，当院に紹介された．不衛生な環境は，あらゆる面から複合的に本人のQOLの低下の原因になると考えられる．

SHIGETA ハウスプロジェクトの可能性

今回，「在宅生活のリアルからみた認知症の人のQOL」というテーマで論を進め，QOLにとって重要な部分を占める居住環境に焦点をあてた．正常高齢者，軽度認知障害，認知症の初期の人であれば，「どのように生活をしていきたいか．」ということが重要であり，他人からみて，どんなに乱雑にものが散らかっているところに居住していたとしても，それは本人の希望だということで介入が難しいかもしれない．ある程度認知症が進行してしまった場合には，劣悪な居住環境は，本人の健康状態を害するだけでなく，社会的交流がなくなる結果，孤立してしまい援助が絶たれてしまう．孤独死の一部には，少なからず本稿に提示したようなケースが含まれることは想像に難くない．

筆者が地域の仲間とともに2018年から作り上げてきた「SHIGETA ハウス」は，直接的なものではないにしても「生活環境」のQOLを上げることに一役買っていると考えられる．以下，「SHIGETA ハウス」の取り組みを紹介しながら考察をすすめていくことにする．

「SHIGETA ハウスプロジェクト」とは，2018 年 7 月に『「安心して認知症になれるまち」地域にひらけた拠り所を平塚に』という理念を掲げ，「認知症をもつ人とその家族にとって安心できる場」「地域の人のための場」「認知症の啓発の拠点」を繁田雅弘（東京慈恵会医科大学精神医学教室主任教授：2022 年 3 月時点）を中心に，多くの仲間とともに立ち上げた．「SHIGETA ハウスプロジェクト」の活動内容は，音楽，畑，スポーツ，学校など多岐にわたる[4]．ここで詳細は述べないが，「SHIGETA ハウスプロジェクト」の最大の特徴は，既存の医療・介護連携の枠組みを超えた拠点（サードプレイス）としての機能であると考えられる．つまり，認知症になる前，軽度認知障害や主観的認知機能低下の段階から，ここに集まる専門職，地域の人，認知症の当事者など多くの人と交流できる点にある．ディオゲネス症候群を回避するために認知症のごく早期から介入する必要があることは指摘されており[2]，介護導入になる前での情報収集や認知症に関するリテラシーを上げることができるこの場はまさに有益であるといえる．ここでの人間関係は，出発点が「認知症」であるため，仮に自分が「認知症」になったとしてもこのグループに参加できなくなることはないという安心感もあり，自分が認知症になったとしてもシームレスな社会的交流が構築できる可能性が高い．またこのグループのなかで，「住まい」も含め多くの情報を得ることができる．実際，「SHIGETA ハウスプロジェクト」を，一般社団法人栄樹庵として組織化する前には，クラウドファンディングをして，この家を皆で片付けてリフォームするなどもしている．QOL の構成領域を前述したように 6 つに分類しているが，「生活環境」の QOL を上げると，自ずと身体の健康が担保され（「身体的領域」）そのことにより心理的安全性も担保され（「心理的領域」），日常生活もスムースに行え（「自立のレベル」），結果，人間関係の構築に役立ち，支える側の援助も届きやすくする．そして，「認知症」とは，もし長く生きることができたら，誰もが経験する可能性のある疾患である．「認知症を通じて人生を考える」とは，2021 年度にスタッフ皆で考えた「SHIGETA ハウス」の存在意義であるが，すなわちこれは，QOL の最後の構成要素の 1 つである「精神性／宗教／信念」に通じることとなる．

おわりに

本稿では，「在宅生活のリアルからみた認知症の人の QOL」に関して，筆者が経験した 2 症例を通じて，特に「生活環境」について焦点をあてた．在宅医療の現場では，多くの家庭を訪問することで，様々な居住環境があることを経験する．しかし，通常の生活のなかでは，親戚やごく親しい友人の家以外に，他人宅にお邪魔することは皆無であろう．今回，あまり知り得ない「認知症の人」の生活環境を紹介しつつ，「SHIGETA ハウスプロジェクト」の取り組みが「居住環境」へのアプローチにも一部つながる可能性があることを紹介した．

文　献

1）田崎美弥子，中根允文：健康関連「生活の質」評価としての WHOQOL．行動計量，**25**：76–80，1998．
Summary　WHO が開発した WHOQOL を紹介しながら，がん患者の QOL 結果について報告した．

2）Assal F：Diogenes Syndrome. Front Neurol *Neurosci*, **41**：90–97, 2018.
Summary　ディオゲネス症候群（Diogenes syndrome）についてわかりやすく解説している

3）日本神経学会（監修）：CQ3A-1「認知症の診断後の介入，サポートはどうあるべきか」「認知症疾患診療ガイドライン」作成委員会（編），認知症疾患診療ガイドライン 2017，pp. 54–55，医学書院，2017．
Summary　認知症疾患に対する基本的な指針が網羅されている．必読の書．

4）内門大丈：在宅診療の立場からみた認知症診療の現状について．プレナリーセッション 3 COVID-19 時代の認知症医療・ケア・社会的支援．老年精医誌 **32**（1）：2021．
Summary　COVID-19 時代における認知症診療について述べられている．「SHIGETA ハウス」の取り組みも紹介．

MB Med Reha **No.273**：**64-68**, 2022

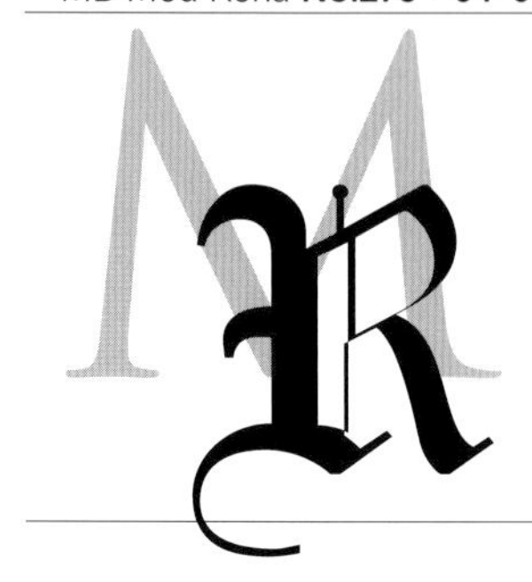

特集／認知症の人の生活を考える―患者・家族のQOLのために―

QOLの維持・向上を実現できる認知症ケア人材の育成

芦田　彩*

Abstract　介護保険利用者数の増加に伴い，担い手である介護人材の確保および教育は介護事業者にとって課題となっている．介護保険事業を主とする当社では，介護現場の状況を鑑み，2020年度に従来の認知症教育を認知症ケア教育として見直し，周囲と協働のうえで認知症ケアを実践できる介護職員の育成・教育を開始した．教育プログラムは認知症に対する視点を増やすことと，認知症ケアを実践するための行動計画立案を実施した．教育プログラム修了後，認知症の人を理解するという視点については，一定の成果が得られる形となった．一方で，認知症ケアを周囲と協働して実践するために必要な，介護実務における行動計画立案や，他介護職員に伝達するという点においては課題が残った形となり，今後も教育的研修が必要と考えられる．認知症を病気のみでみるのではなく，生活者として支える「認知症ケア」ができるように介護職員への継続的教育を行っていく．

Key words　認知症ケア(cognitive impairment care)，介護職員(care workers)，教育(education)

はじめに

2000年に介護保険法が施行されてから介護保険利用者数は年々増加しており，それを担う介護人材の確保および教育は介護事業者にとっては長年にわたる課題となっている[1]．実際の介護現場では介護福祉士だけでなく，介護職員初任者研修修了者や介護職員実務者研修修了者などの有資格者から，無資格の介護業界未経験の者まで様々な背景を持った者が働いている．主たる業務として対人援助業務を行うが，決められた時間内で対象者の援助を行う業務と，対象者の尊厳や自律支援を考え支援するケアとの側面が混在するという特徴がある．

加えて，認知症ケアにおける介護資格としては，認知症介護実践者研修や認知症介護実践リーダー研修などがあるが，受講修了者である介護職員が認知症者への理解を深め，介護を実践していくには周囲の介護職員の理解や協働が必須となり，認知症に対する知識だけではない能力が求められる．

介護保険事業を主体とする当社では，創業時から認知症ケアに対し，資格取得支援や教育を行ってきたが，介護現場からの認知症ケアに対しての悩みや苦慮する状況は改善されず，2020年度新たに認知症ケアの抜本的見直しを行った．認知症を「自分ごと」と捉え，周囲と協働し，実践できる介護職員の育成・教育について，方法と経過を報告する．

方　法

1．対　象

認知症ケアにおける課題抽出を行う目的として，社内職員である介護職員100名(経験年数1～

* Aya ASHIDA，〒233-0002 神奈川県横浜市港南区上大岡西1-6-1　株式会社ツクイサービス管理部サービス品質課，スペシャリスト

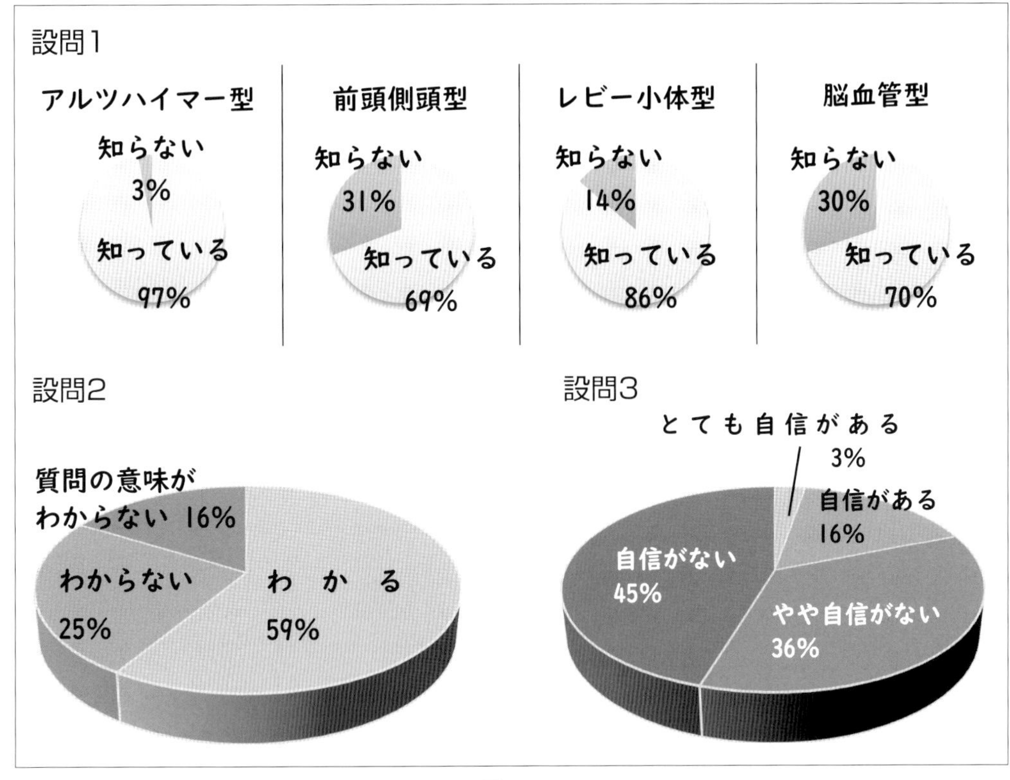

図 1.
設問1：認知症の疾患に関して知っているものは何か？
設問2：認知症を患った“人”について理解しているか？
設問3：認知症ケアについて自信はあるか？

20年)を無作為抽出しwebアンケートを実施した.

2．アンケート項目

資格の有無にかかわらず回答できる項目であり，かつ日常的な認知症ケアを問う設問として以下3項目を設定し実施した.

設問1：認知症疾患に関して知っているものは何か？

設問2：認知症を患った“人”について理解しているか？

設問3：認知症ケアについて自信はあるか？

結　果

1．社内職員のアンケート結果

社内職員である介護職員から得られた有効回答数は71名であった．設問1の認知症疾患に関しては複数回答を有効としたが，知っているとの回答が最も得られたのはアルツハイマー型認知症で97%であった．一方，知っているとの回答が最も低かった前頭側頭型認知症においても，69%が知っているとの回答を行っており，比較的認知症の疾患については知識があると職員自身が認識している結果であった．設問2の認知症を患った“人”についての理解に関しては，わかるとの回答が59%であった一方で，質問の意味がわからないとの回答が16%あり，設問3の認知症ケアに関して，とても自信がある・自信があるとの回答は19%と低い数値であった．この結果から，当社が認知症教育として行ってきた認知症の疾患やBPSD(心理・行動周辺症状)に関する事項については，一定の成果を得られていることが示されたが，認知症者への理解やケアに対しては，認知症を病気としてみてしまい，生活者である認知症者を人として支えるケアの視点につながっていないことが示唆された(**図1**).

2．認知症ケア教育の見直し

アンケートの結果および示唆された内容を社内で検討した結果，認知症教育を認知症ケア教育として見直すことが決定され，実際のケアにつなが

表 1. 認知症ケア教育で再構築したもの

1. 会社としての認知症ケアの基本理念をパーソンセンタードケア[2)]に基づき再定義
2. 教育担当チームの構成を介護福祉士，介護支援専門員，看護師，言語聴覚士の他職種協働とした
3. 教育内容を認知症の「病気や症状」ではなく「生活」を重視する内容とした

る実践的教育となるよう再構築が行われた(**表1**)．また，認知症ケアを実践的に行えるモデル職員の育成を目指し，社内認定制度として認知症ケアコーチ制度を創設した．

初年度は認知症ケアコーチの育成を行うこととし，認知症ケアにおける介護有資格者を中心に認知症ケア教育を行った．

3．認知症ケア教育プログラム

本教育は認知症を「自分ごと」[3)]として捉えられることを目標として，① 認知症専門医による認知症に対する偏見をテーマとした研修開催，② 認知症ケアを行うにあたっての行動計画立案の課題を実施した．詳細は以下の通りである．

① 認知症専門医による認知症に対する偏見をテーマとした研修では，専門医の協力を得て，認知症を進行する病として捉える視点や職員自身が認知症になった場合を想定した視点，職員としての視点，職員自身の個人としての視点，様々な視点からみえることや考えられることを研修のなかに取り入れながら行った．

② 認知症ケアを行うにあたっての行動計画立案課題については，「参加職員がどのような認知症ケアを行いたいのか」ではなく，「職員自身が認知症者で(職員の所属する事業所の)利用者だった場合，何を思うか，感じるか」を考え，良い点・課題点の抽出を行う課題を実施した．さらに，抽出した点については，持続または改善するための計画として，1年間の区切りを設けて，目的・目標・各目標の期間設定・計画に関係する他職員・各役割・優先順位を明確化する計画を立案，実行する課題を行った．この課題では，結果ではなく経過に重きを置き，計画立案時に計画自体の段階設定にさらなる考慮が必要な場合や，計画の予測と実行に差があった際に何が要因だったのかを対象職員1人ひとりに教育担当からフィードバックを行った．

4．認知症ケア教育修了時の結果

1年間にわたって認知症ケア教育を行った検証として，初回時に社内職員に実施したwebアンケートを認知症ケア教育の修了職員に実施した．認知症ケア教育対象者はすべて介護職員であり，有効回答数は18名であった．結果は設問1の認知症疾患に関してはすべての疾患に関して知っているとの回答が得られ，設問2の認知症を患った“人”についての理解に関しては，わかるとの回答が89%であった．また，設問3の認知症ケアに関して自信があるとの回答は56%という結果となった(**図2**)．

考　察

認知症教育を認知症ケア教育に見直し，病気をみる視点から，生活者である認知症者を人として支える視点に重点を置き教育を実施した．修了後の意見聴取では，「今までは支援者・介入者としての視点しかなかったが，自分が認知症になったらという視点を知ることで，これまで認知症になってから会っていた人にも，今までの人生があったのだということを考えることができた」という意見や「ただ排泄や食事，清潔保持の介助をすることが業務ではない．我々の仕事は「業務」ではなく「ケア」であることを伝え続けていきたいです」との意見が聞かれるようになった．

介護の実務は，もとより対象者の身体的・生活的支援を行うことである．限られた人員・限られた時間で一定の支援を行うことが求められる．その支援が「業務」としての支援なのか，その人の生きている意味・価値・希望を支える「ケア」なのかは介護に携わる1人ひとりが考え，対象者となる人に向き合っていく必要があると考えられる．しかし一方では，限られた人員・限られた時間のなかで，すべての対象者にすべての場面で「ケア」を行うことは，現在の職員が置かれている状況では厳しいことも考慮する必要があると考える．

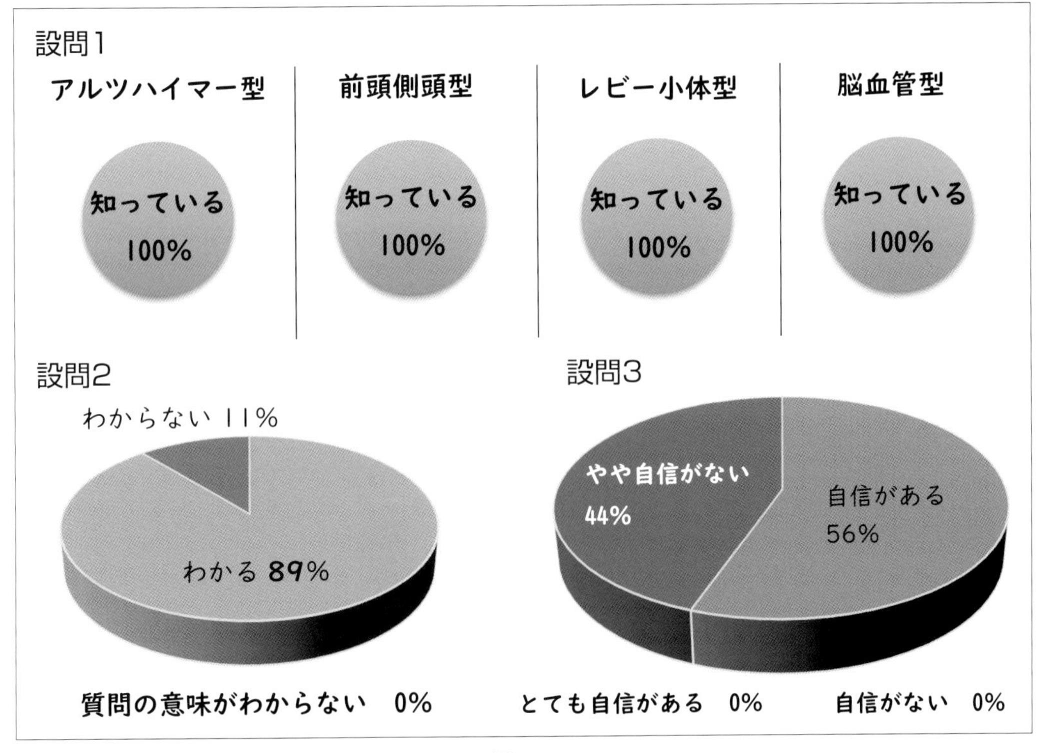

図 2.
設問 1：認知症の疾患に関して知っているものは何か？
設問 2：認知症を患った“人”について理解しているか？
設問 3：認知症ケアについて自信はあるか？

本教育では，はじめに認知症を捉える視点を増やす研修を行ったが，この研修後においても認知症を「自分ごと」として捉えられるよう，繰り返し伝えていった．また，時として「自分だったら」という考え方のなかには「自分だったら大丈夫」という考えが対象職員のなかに散見されることがあったが，「自分ごと」として捉えることと「自分だったら」と捉えることの違いを伝え，必ず「自分ごと」に立ち戻ることができるように助言を行った．このように，考える視点を明確にすることが，どのような認知症ケアを行ったら良いのか，認知症ケアを実践できているのかを対象職員自身が考えるときの指標となり，認知症ケアへの自信につながったと推察される．加えて，本教育では介護現場の状況を鑑み，すべての場面で「ケア」を行うということより，介護職員が対象者に対して「ケア」を行いたいと思ったときに，タイムマネジメントを含む計画・実行ができるよう，行動計画立案および実行の課題を取り入れた．この課題を取り入れたことで，対象職員が目標とした認知症ケアを実現するために「業務」として行うことと「ケア」として行うことの整理を行い，認知症ケアとして何を行うかの明確化ができたのではないかと考える．また，今回の研修を通して最も対象職員の達成度が低かった課題として，行動計画立案の期間設定があった．期間設定は各目標や取り組みに対して対象職員が任意で設定することとしたが，多くの対象職員において，根拠を持たない期間設定で留まっている状況が散見された．これは，目標を達成するために必要な段階の想定が不十分であり，実行開始から終了までのプロセスのイメージが不十分なまま期間設定を行っていることが要因と推察される．研修期間中，繰り返しの助言やイメージの共有を行ったが，結果として，研修修了時点で多くの対象職員の期間設定が想定と大きく異なる状況であり，限られた時間のなかで認知症ケアを行うという計画の部分においては課題が残ると考えられる．

今回，介護現場の状況をもとに，認知症ケア教育を見直し，認知症ケア教育を行ったが，アンケート結果から認知症ケア教育は一定の成果が得られたと考えられる．しかし，認知症ケアを全国で適切に行うためには今後も継続的に行っていく必要がある．また，認知症ケアの実践者として研修を修了したモデル職員においては，計画立案をもとにした実践だけでなく，他介護職員に認知症ケアを伝達する技術が求められており，今後も教育的研修が必要と考えられる．

認知症を病気のみでみるのではなく，生活者として支える「認知症ケア」ができるように介護職員への継続的教育を行っていく．

謝　辞

本報告に御協力いただきましたスタッフ・関係者の皆様に厚く御礼申し上げます．

文　献

1）厚生労働省：厚生労働白書―令和時代の社会保障と働き方を考える―，pp. 120-130，日経印刷，2020.
Summary 厚生労働省が行う施策の経過や今後の見通し，統計データなどが記されており，日本の社会保障を知るにはわかりやすい書籍.

2）認知症介護研究・研修東京センター（監修）：大久保幸積，宮島　渡（編），認知症ケアの視点が変わる「ひもときシート」活用ガイドブック，pp1-45，中央法規，2017.
Summary 認知症ケアを疾患だけでなく人や環境など多角的に考える方法を示した書籍.

3）長谷川和夫：ボクはやっと認知症のことがわかった―自らも認知症になった専門医が，日本人に伝えたい遺言―第 10 版，pp3-207，KADOKAWA，2020.
Summary 認知症研究の第一人者である長谷川先生が認知症になってから書かれた著書．繰り返し読んでも都度学ぶことのできる書籍.

FAXによる注文・住所変更届け

改定：2015年1月

毎度ご購読いただきましてありがとうございます．
読者の皆様方に小社の本をより確実にお届けさせていただくために，FAXでのご注文・住所変更届けを受けつけております．この機会に是非ご利用ください．

◇ご利用方法
FAX専用注文書･住所変更届けは，そのまま切り離してFAX用紙としてご利用ください．また，注文の場合手続き終了後，ご購入商品と郵便振替用紙を同封してお送りいたします．**代金が5,000円をこえる場合，代金引換便とさせて頂きます**．その他，申し込み・変更届けの方法は電話，郵便はがきも同様です．

◇代金引換について
本の代金が5,000円をこえる場合，代金引換とさせて頂きます．配達員が商品をお届けした際に，現金またはクレジットカード･デビットカードにて代金を配達員にお支払い下さい(本の代金＋消費税＋送料)．(※年間定期購読と同時に5,000円をこえるご注文を頂いた場合は代金引換とはなりません．郵便振替用紙を同封して発送いたします．代金後払いという形になります．送料は定期購読を含むご注文の場合は頂きません)

◇年間定期購読のお申し込みについて
年間定期購読は，1年分を前金で頂いておりますため，代金引換とはなりません．郵便振替用紙を本と同封または別送いたします．送料無料，また何月号からでもお申込み頂けます．
毎年末，次年度定期購読のご案内をお送りいたしますので，定期購読更新のお手間が非常に少なく済みます．

◇住所変更届けについて
年間購読をお申し込みされております方は，その期間中お届け先が変更します際，必ずご連絡下さいますようよろしくお願い致します．

◇取消，変更について
取消，変更につきましては，お早めにFAX，お電話でお知らせ下さい．
返品は，原則として受けつけておりませんが，返品の場合の郵送料はお客様負担とさせていただきます．その際は必ず小社へご連絡ください．

◇ご送本について
ご送本につきましては，ご注文がありましてから約1週間前後とみていただきたいと思います．お急ぎの方は，ご注文の際にその旨をご記入ください．至急送らせていただきます．2～3日でお手元に届くように手配いたします．

◇個人情報の利用目的
お客様から収集させていただいた個人情報，ご注文情報は本サービスを提供する目的(本の発送，ご注文内容の確認，問い合わせに対しての回答等)以外には利用することはございません．

その他，ご不明な点は小社までご連絡ください．

株式会社 全日本病院出版会
〒113-0033 東京都文京区本郷3-16-4-7F
電話03(5689)5989　FAX03(5689)8030　郵便振替口座00160-9-58753

FAX 専用注文書

5,000 円以上代金引換

ご購入される書籍・雑誌名に○印と冊数をご記入ください

○	書　籍　名	定価	冊数
	輝生会がおくる！リハビリテーションチーム研修テキスト 新刊	¥3,850	
	ポケット判　主訴から引く足のプライマリケアマニュアル 新刊	¥6,380	
	まず知っておきたい！がん治療のお金，医療サービス事典	¥2,200	
	カラーアトラス　爪の診療実践ガイド　改訂第 2 版	¥7,920	
	明日の足診療シリーズⅠ足の変性疾患・後天性変形の診かた	¥9,350	
	運動器臨床解剖学―チーム秋田の「メゾ解剖学」基本講座―	¥5,940	
	ストレスチェック時代の睡眠・生活リズム改善実践マニュアル	¥3,630	
	超実践！がん患者に必要な口腔ケア	¥4,290	
	足関節ねんざ症候群―足くびのねんざを正しく理解する書―	¥5,500	
	読めばわかる！臨床不眠治療―睡眠専門医が伝授する不眠の知識―	¥3,300	
	骨折治療基本手技アトラス―押さえておきたい 10 のプロジェクト―	¥16,500	
	足育学　外来でみるフットケア・フットヘルスウェア	¥7,700	
	四季を楽しむビジュアル嚥下食レシピ	¥3,960	
	病院と在宅をつなぐ 脳神経内科の摂食嚥下障害―病態理解と専門職の視点―	¥4,950	
	睡眠からみた認知症診療ハンドブック―早期診断と多角的治療アプローチ―	¥3,850	
	肘実践講座　よくわかる野球肘　肘の内側部障害―病態と対応―	¥9,350	
	医療・看護・介護で役立つ嚥下治療エッセンスノート	¥3,630	
	こどものスポーツ外来―親もナットク！このケア・この説明―	¥7,040	
	野球ヒジ診療ハンドブック―肘の診断から治療，検診まで―	¥3,960	
	見逃さない！骨・軟部腫瘍外科画像アトラス	¥6,600	
	肘実践講座 よくわかる野球肘　離断性骨軟骨炎	¥8,250	
	これでわかる！スポーツ損傷超音波診断 肩・肘＋α	¥5,060	
	達人が教える外傷骨折治療	¥8,800	
	ここが聞きたい！スポーツ診療 Q & A	¥6,050	
	最新　義肢装具ハンドブック	¥7,700	
	訪問で行う 摂食・嚥下リハビリテーションのチームアプローチ	¥4,180	

バックナンバー申込（※ 特集タイトルはバックナンバー 一覧をご参照ください）

❀メディカルリハビリテーション（No）

No______　No______　No______　No______　No______
No______　No______　No______　No______　No______

❀オルソペディクス（Vol/No）

Vol/No_____　Vol/No_____　Vol/No_____　Vol/No_____　Vol/No_____

年間定期購読申込

❀メディカルリハビリテーション　No.　から

❀オルソペディクス　Vol.　No.　から

TEL：　（　　）　FAX：　（　　）

ご住所　〒

フリガナ

お名前　　要捺印　診療科目

FAX 03-5689-8030 全日本病院出版会行

全日本病院出版会行
FAX 03-5689-8030

年　月　日

住所変更届け

お名前	フリガナ
お客様番号	毎回お送りしています封筒のお名前の右上に印字されております8ケタの番号をご記入下さい。
新お届け先	〒　　都道府県
新電話番号	（　　）
変更日付	年　月　日より　　月号より
旧お届け先	〒

※ 年間購読を注文されております雑誌・書籍名に✓を付けて下さい。

- □ Monthly Book Orthopaedics（月刊誌）
- □ Monthly Book Derma.（月刊誌）
- □ 整形外科最小侵襲手術ジャーナル（季刊誌）
- □ Monthly Book Medical Rehabilitation（月刊誌）
- □ Monthly Book ENTONI（月刊誌）
- □ PEPARS（月刊誌）
- □ Monthly Book OCULISTA（月刊誌）

FAX 03-5689-8030
全日本病院出版会行

バックナンバー在庫

次号予告

超高齢社会に備えた サルコペニア・フレイル対策 —2025年を目前として—

No. 274(2022年5月号)

編集企画/国立長寿医療研究センター副院長
近藤　和泉

No.273　編集企画：
繁田　雅弘　東京慈恵会医科大学教授
竹原　　敦　群馬パース大学教授

Monthly Book Medical Rehabilitation　No.273

2022年4月15日発行(毎月1回15日発行)
定価は表紙に表示してあります.
Printed in Japan

発行者　末　定　広　光
発行所　株式会社　全日本病院出版会
〒113-0033 東京都文京区本郷3丁目16番4号7階
電話 (03) 5689-5989　Fax (03) 5689-8030
郵便振替口座 00160-9-58753

印刷・製本　三報社印刷株式会社　電話 (03)3637-0005
広告取扱店　㈾日本医学広告社　電話 (03)5226-2791